SIM ou NÃO

A difícil arte de colocar-se em primeiro lugar na sua vida

Literare Books
INTERNATIONAL
BRASIL • EUROPA • USA • JAPÃO

Copyright© 2023 by Literare Books International
Todos os direitos desta edição são reservados à Literare Books International.

Presidente:
Mauricio Sita

Vice-presidente:
Alessandra Ksenhuck

Diretora executiva:
Julyana Rosa

Diretora de projetos:
Gleide Santos

Capa, diagramação e projeto gráfico:
Gabriel Uchima

Revisão:
Rodrigo Rainho

Relacionamento com o cliente:
Claudia Pires

Impressão:
Gráfica Paym

Dados Internacionais de Catalogação na Publicação (CIP)
(eDOC BRASIL, Belo Horizonte/MG)

E65s Erbs, Gislene.
       Sim ou não / Gislene Erbs. – São Paulo, SP: Literare Books International, 2023.
       16 x 23 cm

ISBN 978-65-5922-530-9

1. Psicologia. 2. Desenvolvimento pessoal. 3. Autoconhecimento. I. Título.

CDD 158.1

Elaborado por Maurício Amormino Júnior – CRB6/2422

Literare Books International.
Alameda dos Guatás, 102 – Saúde– São Paulo, SP.
CEP 04053-040
Fone: +55 (0**11) 2659-0968
site: www.literarebooks.com.br
e-mail: literare@literarebooks.com.br

A QUEM SE DESTINA ESTE LIVRO?

A todos que precisam se libertar da opinião dos outros e assumir as próprias opiniões e se libertar das travas emocionais e se tornar a pessoa que desejam.

Àqueles que precisam aprender a dizer sim para si mesmos, especialmente em situações que os tornariam mais felizes.

Para as pessoas que desejam se desenvolver e atingir os objetivos de forma mais leve, sem sentimento de carência ou culpa. Sem mais ter a angústia e fazer coisas de que não gostariam, pela simples dificuldade de dizerem NÃO.

A quem necessita assumir a própria vida, sem a interferência de situações e pessoas.

Fazer as escolhas corretas determina o grau de tranquilidade, o grau de saúde, de bons relacionamentos afetivos, relacionamentos interpessoais e como você atingirá a prosperidade.

As experiências e ferramentas descritas no livro o ajudarão na jornada em melhorar os aspectos importantes da sua vida e atingir seus sonhos. Escolha você, resolva seus problemas e transforme sua vida.

PREFÁCIO

Em meio aos inúmeros desafios que os novos tempos nos impõem, com mudanças rápidas, inovações constantes e transformações ágeis, há uma questão que permanece como sendo uma das mais difíceis de lidar no dia a dia de inúmeras pessoas — seja na área profissional, empresarial ou na vida pessoal: a dificuldade de dizer "não".

Certa vez, um executivo me confidenciou sobre como lhe era difícil dizer não para as pessoas, em especial para aquelas que faziam parte de sua equipe. Ele considerava uma verdadeira batalha dizer um não e convencer as pessoas de que o seu não era realmente uma negativa.

Essa dificuldade, em geral, pode causar sérios danos em nossa agenda, criar compromissos impossíveis de serem cumpridos e provocar um estresse pela pressão gerada, quer seja pela quantidade excessiva de coisas a fazer, quer seja pela impossibilidade de acomodar inúmeras tensões e conflitos.

Em geral, principalmente no mundo executivo, fazer com que limites sejam respeitados a partir de um "não" que proferimos exige muito esforço e habilidade de comunicação, além de, é claro, bom domínio emocional.

Afinal, receber ou dizer um não envolve todo um drama que fazemos em nossa cabeça, além do que é bastante lógico imaginar que cada pessoa recebe essa negativa com um peso diferente, de tal modo que é diferentemente afetado por ela.

Vale aqui alertar que embora eu venha acompanhando essa situação mais de perto no mundo empresarial, sem dúvida alguma esse é um problema e tanto não apenas na carreira executiva, mas também no dia a dia das pessoas.

Para compreender a relevância e profundidade do tema, basta lembrar que Santo Tomás de Aquino dizia que amigos são aqueles que desejam o mesmo que você e que, portanto, rejeitam aquilo que você também rejeita.

Logo, para construir uma vida de acordo com seus desejos, você precisa conhecer e trazer para perto de si pessoas que tenham os mesmos propósitos e possam contribuir decisivamente com você. Portanto, até mesmo para esta construção você precisará dessa habilidade fundamental de recusar ideias, propostas, alternativas e interesses que não são os seus.

Diante do enorme desafio de nos auxiliar a aprender a dizer, e a ouvir, os "nãos" necessários na vida, a Psicóloga Gislene Carla Erbs traz nesta obra toda sua larga experiência no atendimento de consultório. Seu objetivo principal é ajudar as pessoas que sofrem com as duras consequências de não saberem dizer um não redondo e bem colocado, quando necessário.

Em "Sim ou não - A difícil arte de colocar-se em primeiro lugar na sua vida", Gislene conduz o leitor que acredita erroneamente que nada pode fazer para mudar essa situação, de maneira que ele possa vir a se libertar dessa dificuldade que, com o tempo, além de afetar sua autoestima, acaba criando vários problemas interpessoais, provocando sentimentos de ressentimento, vergonha, raiva, culpa, solidão, e um grande desconforto físico e emocional. E o que é pior, aos poucos afastando as pessoas de si mesmas e de tudo aquilo que mais querem alcançar, comprometendo inclusive os relacionamentos que elas anseiam preservar.

Nesta obra, a autora aconselha e orienta as pessoas para que se coloquem em primeiro lugar nas suas vidas, porque isso é o certo a fazer, não importa que situação se esteja vivendo. Qualquer coisa diferente disso só trará dissabores e complicações, além de muita insatisfação. Gislene reforça que quando não nos colocamos em primeiro plano na nossa vida, esbarramos em um dos piores problemas que podem existir nos nossos relacionamentos: a dificuldade de dizer não. E disso nascem muitas frustrações, infelicidade e até mesmo o fim de muitos relacionamentos.

Neste livro, Gislene Erbs oferece a você técnicas eficazes, ferramentas adequadas e sugestões que tornarão possível começar a superar suas dificuldades e limitações, evoluir nos seus relacionamentos e vencer esse embate constante que a grande maioria das pessoas tem de enfrentar no dia a dia: saber quando dizer sim e quando dizer não com coragem e determinação.

O importante é que você lute para que seu "não" seja cada vez mais respeitado e que você gaste cada vez menos energia para isso. Afinal, nada melhor do que estabelecer limites para ter mais tempo para focar e fazer com excelência o que é relevante no trabalho e, acima de tudo, ter maior paz de espírito em sua vida.

Como lembra bem a autora, mantenha este alerta sempre em mente: dizer não na hora certa é sinônimo de ter saúde e prosperidade. Não se engane: o não que você diz, ou deixa de dizer, faz toda a diferença na sua qualidade de vida e interfere diretamente na sua felicidade e bem-estar.

Habitue-se a praticar a difícil arte de colocar-se em primeiro lugar na sua vida. Aproveite a leitura e comece agora mesmo a construir relacionamentos mais autênticos, saudáveis e produtivos.

Um grande abraço,

Silvio Celestino,

Sócio-diretor da Alliance Coaching, Coach de gerentes, diretores e CEOs desde 2002. Também atende e orienta executivos que desejam assumir novos cargos. É autor dos livros "O líder transformador — Como transformar pessoas em líderes" e "Conversa de elevador – Uma fórmula de sucesso".
www.silviocelestino.com.br

AGRADECIMENTOS

Aos meus amigos e colegas, que sempre me ajudaram e incentivaram a expressar meus conhecimentos e experiências.

A todos os pacientes, que inconscientemente ou conscientemente validaram o sucesso da terapia nos resultados em suas vidas, e mencionando a necessidade de ser colocado à disposição de todos esse conhecimento.

A minha família, que compreendeu a minha ausência em algumas situações cotidianas, demonstrando a valorização da minha profissão.

A todos que, de alguma forma, contribuíram para que o livro fosse concluído e publicado.

DEPOIMENTOS

"A Gi foi uma luz em minha vida, conheci o trabalho dela em uma fase difícil, passei por diversas situações ao longo da minha caminhada, mas o ano de 2021 foi o mais difícil, tive Covid, perdi meu esposo para a Covid, tive depressão, não conseguia mais ver luz em meu caminho, estava passando por uma fase em que já não saía mais da cama, chorava o tempo todo, até que fui buscar ajuda, então a Gi me propôs a hipnose, fiz e senti o resultado muito positivo, através da hipnose, hoje tenho consciência de diversos fatos ao longo da minha existência, que me bloqueavam, estou superando cada um deles, já me sinto mais leve, mais forte, com a perspectiva de um futuro muito agradável e feliz, sigo fazendo terapia e isso tem me ajudado a responder perguntas, que eu jamais conseguiria sozinha, só tenho a agradecer."

JUCÉLIA DA CRUZ – DIRETORA DE AUTOESCOLA

"A terapia auxilia qualquer pessoa que deseja ter uma relação mais saudável consigo mesmo e com outras pessoas ao seu redor, nos ensina a enfrentar os problemas com sabedoria e encontrar soluções lógicas para nossos conflitos. Possibilita o autoconhecimento e a melhora da saúde mental.

Aprendemos a entender quais fatos da nossa vida aconteceram por causa dos outros ou simplesmente por resultado de nossas escolhas.

Com isso, podemos conduzir melhor os resultados dos acontecimentos diários."

VIVIAN ZIBELL - EMPRESÁRIA

"O que dizer sobre a Dra. Gislene Erbs? Ela realmente tem o dom de penetrar naquelas regiões mais profundas do nosso ser, onde até nós mesmos evitamos ir, e depois que ela nos expõe essa área, podemos entender o que tanto nos aflige, e ajuda-nos encontrarmos um método para lidar com tudo isso. Sempre com um modo carinhoso, sem julgamentos prévios e humorosos!"

BARON CAMILO, OF FULWOOD AND DIRLETON - EMPRESÁRIO

"A terapia tem ajudado nos últimos 15 anos. Comecei com o apoio para uma grande mudança na vida pessoal que estava por vir e acabou me acompanhando e ajudando em mudanças profissionais e pessoais desde então.

Recentemente fiz a primeira hipnose, que me ajudou a entender e superar barreiras inconscientes que talvez consumissem outros tantos anos para vencer."

ENGENHEIRO, 48 ANOS

"A Gi foi uma luz para mim, no momento em que eu estava numa fase em que nada mais fazia sentido, quando achava que eu não tinha mais vida, a Gi me mostrou como buscar forças para vencer e continuar me ajudando muito. Sou grata a ela, ela me fez ver que eu sou importante para mim. Gratidão."

MARCIA DE CAMPOS – DIARISTA

"No início, eu não queria fazer terapia, relutei por meses até realmente aceitar a fazer a primeira sessão. Hoje em dia, estou há mais de um ano regularmente e não troco mais por nada! É incrível ver a diferença que a Gi fez na minha vida, me fez entender melhor o que eu sentia e a lutar contra isso. Eu sou muito grata pelos dias que eu saí com a cabeça vazia, pois precisava somente que alguém me escutasse, pelos conselhos e tapas na cara (modo de falar, claro) que recebi nesse período, hoje entendo que tudo foi essencial para o meu desenvolvimento."

ANA MEIER – DESENVOLVEDORA

"A Gislene é uma profissional excelente, um ser de luz iluminado, vem fazendo muita, mas muita diferença na minha vida e da minha família, a extensão do tratamento é gigante.... ela realmente transforma vidas. O mais importante pra mim, na minha opinião, é a grande humildade como ela chega até nossas feridas, cicatrizes, o remédio através das suas palavras cura. Gratidão."

LUCIANA LUCIANE – EMPRESÁRIA

SIM ou NÃO

"Conheci a Gi por meio de uma amiga. No ano de 2020, muita coisa aconteceu ao mesmo tempo, minha mãe faleceu, vivi o caos da saúde durante a pandemia, enfim, a última gota d'água para meu emocional que já adoecia lentamente há anos. Sofri um surto depressivo com ideação suicida. A Gislene me tratou, somado à medicação, e isso se transformou. Tratei meu casamento e hoje ela acompanha meus filhos. Aprendi que a terapia é sinônimo de autoconhecimento e esse é o primeiro passo para a cura real."

VIRLANE – FISIOTERAPEUTA

"Como conheci a Gi, uma colega me indicou, e foi a melhor coisa que me aconteceu, a Gi tem uma luz que fortalece, que desvenda os olhos das coisas que você não quer enxergar, faz você perder seus medos, e quando você vê, você se transformou em uma pessoa lúcida com forças para superar qualquer obstáculo que aparecer em sua vida!!! Obrigado, Gi, por ter entrado em minha vida... Gratidão."

MARIA ZELI PERING KREUCH – COSTUREIRA

"Sou engenheira e conheci a Gi no fim de 2019. Sempre fui bastante cética com relação a fazer terapia e nunca gostei de falar das minhas fraquezas. Já estava tomando medicação para controlar minha ansiedade havia seis anos e para mim estava confortável viver assim, até que tive crises mais fortes que estavam realmente prejudicando minha vida e acabei marcando uma consulta com a Gi, por indicação de uma amiga. Desde então, venho em um processo de transformação na minha vida, de deixar de me preocupar como o que não preciso, de ter mais empatia, de enxergar a vida de uma forma mais leve, de superar meus medos, de decidir ser mãe. Sinto que hoje sou uma pessoa melhor para mim e para a as pessoas que amo, e já não uso mais medicação para depressão ou ansiedade. Sou muito grata à Gi por ter me ajudado tanto nesse processo, e graças a ela entendi o quanto a terapia pode nos transformar através do autoconhecimento."

ANA CAROLINA ALVES MIRANDA - ENGENHEIRA

"Faço acompanhamento psicológico com a Gi há mais de sete anos! Nesses anos todos, a terapia com ela me ajudou no meu processo de autoconhecimento, evolução como pessoa e profissional, superar a depressão e o transtorno de ansiedade! Não sei o que teria sido de minha caminhada sem toda a ajuda que esses anos de terapia me forneceram e continuam a fornecer!"

FRANCIMERY A. FACHINI - VETERINÁRIA

"Faço terapia há pouco mais de dois anos, foi um passo que demarcou minha vida. Aprendi a dizer não, analisar melhor o que quero, me ajuda nas tomadas de decisões, na autoconfiança. E agora me pergunto por que não comecei antes. Terapia é um divisor de águas, para nos conhecermos melhor, para sermos melhores."

JULIANA WERNER - ATLETA E PROFESSORA DE MUAY THAI E PERSONAL TRAINER

"TODA E QUALQUER VIDA É CHEIA DE ILUSÕES, TALVEZ PORQUE A VERDADE NOS PAREÇA INSUPORTÁVEL. MESMO ASSIM, A VERDADE NOS É TÃO ESSENCIAL, QUE O PREÇO POR SUA PERDA É ADOECER GRAVEMENTE."

ALICE MILLER

SUMÁRIO

EM BUSCA DA TAL FELICIDADE 23

**O DESEJO DE SER
MAIS VALORIZADO** 33

**A FALTA DE CORAGEM
DE DIZER "NÃO"** 45
    Fazendo as escolhas corretas 47
    Escolha você em primeiro lugar 49

**SIM OU NÃO:
UMA QUESTÃO MUITO SÉRIA** 53
    Melhores escolhas, melhores resultados 57
    Dizer "sim" para si mesmo 59
    Reconhecendo seus bloqueios 63
    Fatores que interferem em nossas escolhas 69
    Comportamentos tóxicos 72
    Crenças limitantes 73
    Vícios emocionais 73

POR QUE NÃO DIZEMOS "NÃO" 93
    A necessidade de agradar 94
    Um perfil comportamental inadequado 95
    O mau desenvolvimento da autoestima 97

Uma infância mal resolvida 99
Experiências negativas ao longo da vida 101
Deixamo-nos vencer pela insistência do outro 101

A DESCOBERTA DO VALOR DE UM "NÃO" 105
Um "não" ou um "sim" pode salvar sua vida 112
Um "sim", ou um "não", potente e assertivo 116

ELEVE A SUA AUTOESTIMA 121
Escolha você em primeiro lugar 122
Tenham claros seus motivos para dizer "não" 127
Comportamentos saudáveis e desejáveis 137
Diga "não" quando tiver que dizer "não" 140
Diga "sim" quando tiver que dizer "sim" 141
Busque a ajuda de profissionais especializados 142
Goste mais de si mesmo 144
Goste mais das pessoas 145
Atraia o que o faz feliz 149

SUPERE A SUA DIFICULDADE DE DIZER "NÃO" 157
O autoconhecimento 157
O nosso maior poder 159
Deixar de agir por impulso 160
Investir em autoconhecimento
e autodesenvolvimento 161

As habilidades sociais..163
A ansiedade..165
A autoestima..166
O sentimento de pena 168
A inteligência emocional 169
As doenças que enfrentamos.....................................170
O comprometimento 172
O medo da rejeição 173
A autoafirmação...175
As mensagens subliminares......................................176
A realidade de querer honrar pai e mãe...............178
A crença no merecimento..180

UM GRITO DE LIBERDADE..........................187
Desenvolver-se na arte de dizer "não" 188
Aprender a fazer escolhas conscientes 191
Aprender a lidar com as emoções.........................192

ANALISE COM CUIDADO CADA SITUAÇÃO..199

ESTRATÉGIAS PARA DIZER TODOS OS "NÃOS" QUE FOREM NECESSÁRIOS 207
Atitudes que ajudam você a dizer "não" de maneira adequada e nos momentos certos 207

Atitudes que ajudam você a dizer "não"
no ambiente corporativo 215

Atitudes que ajudam você a dizer "não"
quando recebe um convite 216

Atitudes que ajudam você a dizer "não" para
pessoas que lhe pedem dinheiro emprestado 217

Existem pessoas que não podem ser ajudadas 218

ATIVE A SUA
JORNADA EVOLUTIVA 223

Amplie a sua assertividade
na hora de dizer "não" 226

Crie um pensamento fortalecedor:
reprogramação mental 228

Existe uma relação sadia
entre o "sim" e o "não" 230

ESCOLHA A SI MESMO
EM PRIMEIRO LUGAR 235

EM BUSCA DA TAL FELICIDADE

EM BUSCA DA
TAL FELICIDADE

Quero convidar você a pensar sobre algumas questões fundamentais, que possivelmente estão determinando, ou no mínimo influenciando, a sua qualidade de vida. Responda com sinceridade: o quanto você permite que a sua felicidade dependa dos outros? Quando você deixa as rédeas da sua vida nas mãos de outras pessoas? Você sabe por que faz isso e quais são as consequências?

A dura realidade é que somos especialistas em aceitar trocar nossos próprios interesses por um sorriso de aprovação alheio. Isso coloca nossos referenciais fora de nós mesmos e distorce as prioridades que precisamos estabelecer para ter uma vida plena e saudável.

Quantas vezes aceitamos fazer algo, mesmo levando prejuízo, somente para não desagradar aos outros? Em grande parte das vezes, aceitamos fazer pelas outras pessoas coisas que deveríamos antes fazer por nós mesmos. Mas estamos habituados a nos colocarmos em segundo plano e, com isso, sacrificamos a nossa paz e felicidade.

Sim, essa é a maneira de agir de grande parte das pessoas. Provavelmente, também com você isso seja, ou tenha sido, uma verdade. Então, deixe-me fazer um alerta sobre algo fundamental para que você possa ser mais feliz e realizado: não faz sentido abrir mão da sua vida, para que os outros tenham a vida que eles querem levar.

SIM ou NÃO

Não é lógico e nem saudável sacrificar o seu próprio bem-estar em função de satisfazer os outros. Mas, infelizmente, fazemos isso em grande parte das vezes, simplesmente porque não sabemos dizer uma simples palavrinha: *não*.

É importante compreender que, quando você está trabalhando pelos sonhos de alguém, está abrindo mão de trabalhar pelos seus próprios sonhos. Veja só o tamanho do comprometimento que levamos para nossa vida, quando colocamos os outros em primeiro lugar na nossa vida.

O fato de você estar lendo este livro demonstra que está se conscientizando de sua dificuldade de dizer *não* e que provavelmente está começando a buscar uma forma de mudar isso e melhorar a sua vida. Então, a primeira coisa que você precisa entender é que, ao contrário do que muitos acreditam, essa habilidade – o saber dizer *não* – não é inata, mas é algo que se adquire. Ou seja, dizer *não* é uma habilidade que, assim como outras, podemos aprender, treinar e desenvolver ao longo de nossa vida. Sair do piloto automático e dar atenção ao que realmente é importante para você, toda vez que tiver que escolher entre o *sim* e o *não*, deve ser um exercício diário. Quanto mais você disser *não*, mais natural isso vai se tornar.

Muitas vezes atuamos no automático. Então, de acordo com nossas mensagens e crenças adquiridas na infância, tendemos a atuar automaticamente em tudo o que acontece ao nosso redor, o que normalmente não se traduz na melhor escolha, nem na melhor decisão. Muitas vezes, nossas crenças adquiridas nos mostram que devemos dizer *sim* para tudo, e isto vai atrapalhar nossa vida, assim como crenças adquiridas dizendo que devemos dizer *não* para tudo. Para quebrar esse processo de resposta automática, é preciso tomarmos consciência do que estamos fazendo com a nossa vida. E então mudar o nosso comportamento.

Na minha profissão de psicóloga, tenho me deparado com inúmeras pessoas que sofrem com as duras consequências de não saberem dizer um *não* redondo e bem colocado, quando necessário, e que acreditam erroneamente que nada podem fazer para mudar essa situação. Essa crença faz com que essa dificuldade, em longo prazo, além de afetar sua autoestima, acabe criando vários problemas interpessoais, provocando sentimentos de ressentimento, vergonha, raiva, culpa, solidão, e um grande desconforto físico e emocional. E o que é pior, aos poucos, ela acaba afastando as pessoas de si mesmas e de tudo aquilo que mais querem alcançar, comprometendo também até mesmo os relacionamentos que a pessoa pode querer preservar.

Com toda a minha experiência de consultório orientando pessoas e as ajudando a compreender suas dificuldades, eu mesma também já compliquei muito a minha vida por não ter tido a coragem de dizer *não* quando precisava, por causa da vergonha e das crenças que carregava comigo. Essa dificuldade gerou muito tempo perdido na minha vida, assim como ocasionou muito sofrimento e comprometimento da minha saúde, por não ter dito *sim* para mim e, em vez disso, ter sempre pensado primeiro nos outros.

Enquanto procurava ajudar meus pacientes a aprenderem a escolher a si mesmos, a se colocarem em primeiro lugar, a não dizerem *sim* para as pessoas quando na verdade queriam dizer *não*, essa dificuldade me fez entender que, sem dúvida, é sempre mais fácil olhar para fora e encontrar soluções para os outros do que olhar para si mesmo e tentar resolver as próprias dificuldades. Foi exatamente achando soluções para os meus pacientes que fui conseguindo ver o que era difícil também para mim. Isso fez com que eu me aprofundasse mais e mais na minha busca por resolver essa situação. E foi assim que nasceu o meu método, composto de técnicas e ferramentas estrategicamente elaboradas, com as quais superei essa dificuldade de dizer *não* e consegui evoluir. Desde então, tenho somado anos de aprendizado em consultório e em cursos que tenho oferecido a pessoas com essa mesma dificuldade, onde compartilho meus conhecimentos e experiências e tenho obtido resultados fabulosos que estão revolucionando muitas vidas.

Após tantos anos trabalhando com esse método, e a pedido de muitos dos meus pacientes que validaram o sucesso da terapia que aplico com os resultados obtidos em suas vidas, resolvi colocar neste livro as bases desse método, de resultados comprovados com base nesses meus muitos anos de experiência, que irão ajudar você a aumentar e melhorar sua capacidade de dizer *não* de maneira adequada e justa, de modo que consiga com isso melhorar sua qualidade de vida, preservando ainda seus bons relacionamentos.

Lembro a você que a arte de dizer *não* é uma habilidade emocionalmente inteligente que qualquer um pode dominar. Convido você a começar a sua jornada de aprendizado, seguindo um caminho que irá transformar a sua história.

Coloque-se em primeiro lugar na sua vida. Isso é o certo a fazer, não importa que situação você esteja vivendo. Qualquer coisa diferente disso só lhe trará dissabores e complicações, além de muita insatisfação. Quando não nos colocamos em primeiro plano na nossa vida, esbarramos em um dos piores problemas que podem existir nos nossos relacionamentos: a dificuldade de dizer *não*. E disso nascem muitas frustrações e infelicidade, e até mesmo o fim de muitos relacionamentos.

Certamente, você já passou por situações em que dizer um simples *não* teria tornado o seu dia mais fácil, ou mesmo teria mudado radicalmente a sua vida, ou pelo menos teria evitado muito sofrimento, causando menos prejuízo e menos angústia. Tenho certeza de que não é preciso muito esforço para você lembrar de situações em que não disse um *não* e depois se arrependeu amargamente.

Pode ter sido, por exemplo, quando um filho seu pediu algo que você sabia que não seria necessário, ou que causaria algum tipo de conflito, ou geraria uma porção de situações de tarefas extras ou ainda implicaria despesas que não caberiam muito bem no seu orçamento doméstico. Algo como, por exemplo, comprar um cãozinho de estimação. Seu filho pediu e você não disse *não*.

Não me entenda mal. Sei que é difícil negar algo para um filho. E também adoro cachorros e considero que esses pequenos animais são ótimos companheiros, trazem alegria para a casa e ajudam no desenvolvimento e no equilíbrio de nossas emoções. Mas também requerem muitos cuidados, higiene, nutrição, atenção e amor, e dão despesas. Portanto, a decisão de adotar um *pet* precisa ser muito bem avaliada. Dizer *sim* quando o melhor seria dizer *não* vai gerar uma série de inconvenientes. Diga-se de passagem, o mundo está cheio de animais abandonados porque pais disseram *sim* quando deveriam dizer *não*, compraram um filhote para os filhos e depois não deram conta de continuar cuidando do *pet* e – infelizmente, como muitas pessoas ainda fazem – acabaram abandonando o animalzinho à própria sorte.

SIM ou NÃO

É claro que esse caso extremo não se aplica a você, mas, mesmo assim, é bastante provável que ao não dizer aquele *não* tão necessário você acabou esbarrando em um problema do tipo: seu filho prometeu que cuidaria de tudo, que daria comida para o cãozinho, o levaria para passear, limparia as bagunças que ele fizesse e tudo mais. E você acabou "acreditando" nessa conversa e dizendo *sim*, ou melhor, não disse o *não* que queria e deveria ter dito. O tempo passou e seu filho esqueceu das promessas que havia feito e os cuidados com o bichinho acabaram ficando por sua conta. Com pena de deixar o pobre cão sem os devidos cuidados e atenção, você assumiu a responsabilidade de cuidar dele – e acrescentou mais uma porção de atribuições às que já tinha em seu dia a dia. Se não bastasse isso, a situação acabou gerando brigas e desentendimentos entre você e seu filho, que, depois de alguns meses, já nem mesmo se interessava pelo animalzinho.

O que restou dessa história foi um grande arrependimento por você não ter dito aquele *não* na hora certa, não é mesmo? Você gastou dinheiro e tempo e ainda se incomodou. E, por fim – pelo menos algo bom saiu dessa história –, acabou se afeiçoando ao cãozinho, de modo que nem mesmo cogitava em doá-lo para alguém.

Outra situação de *não* que deveria ser dito, mas não foi, pode ter ocorrido, por exemplo, no seu ambiente de trabalho. Quem sabe você se lembre de uma situação em que já estava sobrecarregado de tarefas e um colega de departamento lhe pediu para que o auxiliasse com um determinado relatório, alegando que assim vocês garantiriam maior segurança e qualidade no preparo desse documento. É claro que você quis dizer *não*, mas não disse. Afinal, não era seu hábito deixar de ajudar um colega em necessidade e, a bem da verdade, você até que sentiu uma pontinha de orgulho porque seu amigo mencionou que a sua participação "agregaria maior confiabilidade ao documento gerado".

Qual foi o resultado do *não* que você não disse? Simples, você juntou mais uma tarefa às tantas que já estavam sob sua responsabilidade. E no final do dia viu seu colega sair tranquilo e satisfeito, indo para um *happy hour* com os amigos, enquanto você se sentia obrigado a ficar trabalhando até mais tarde, para dar conta do compromisso que havia assumido. E assim deixou de ter tempo para estar com sua própria família ou para cuidar de outras atividades importantes no seu dia. Pior ainda foi descobrir, no dia seguinte, que aquele seu colega era um folgado aproveitador habitual, que nem ao menos se organizou para fazer o relatório porque sabia que poderia jogar essa responsabilidade sobre você.

Quais foram as consequências de uma situação como essa? De um modo bem simples, podemos concluir o seguinte: você se sobrecarregou, possivelmente comprometeu algum dos compromissos de que já estava cuidando, percebeu que foi usado pelo colega e se frustrou. Ficou zangado, mas não disse nada. Ou resolveu reclamar e criou uma situação desagradável com seu colega. Muitas vezes, até mesmo perdeu "o amigo" ou ficou malvisto no departamento por "criar confusão".

Em outro exemplo, posso citar o caso de uma paciente minha que ficava horas madrugada adentro, para atender às necessidades de sua chefe. Muitos trabalhos que sua gerente deveria fazer eram repassados para essa paciente e suas colegas. Porém, as outras pessoas faziam corpo mole e tudo acabava ficando nas mãos da minha paciente. Como ela era muito responsável e os trabalhos tinham prazos curtos, acabava assumindo todas as tarefas e se sobrecarregando, trabalhando muitas horas a mais do que deveria. Ela não conseguia perceber o quanto isso era prejudicial na sua vida, inclusive comprometendo sua saúde, pois era uma situação que se repetia com frequência devido ao fato de não conseguir dizer *não* para as pessoas e dar um basta a esses abusos. Tive que desenvolver com ela um intenso trabalho de preparação psicológica e emocional, para que gradativamente passasse a se valorizar mais e aprendesse a colocar suas próprias necessidades em primeiro lugar.

Lembre-se: dizer *não* na hora certa é sinônimo de ter saúde e prosperidade. Não se engane: o *não* que você diz, ou deixa de dizer, faz toda a diferença na sua qualidade de vida e interfere diretamente na sua felicidade e bem-estar.

Com as técnicas, ferramentas adequadas e as sugestões que você encontrará neste livro, será possível começar a superar suas dificuldades e limitações, evoluir nos seus relacionamentos e vencer este embate constante que a grande maioria das pessoas tem de enfrentar no dia a dia: saber quando dizer *sim* e quando dizer *não* com coragem e determinação.

Um alerta especial: como a vida é dinâmica e evoluímos sempre, além de, é claro, que em cada momento estaremos vivendo situações diferentes, recomendo que você faça deste um livro de cabeceira, para consultar e reler várias vezes, conforme for a sua situação de cada dia. Afinal, a cada momento que estiver vivendo, você terá um olhar diferente ao fazer esta leitura, conforme o período em que estiver em sua vida, e poderá tirar melhor proveito de cada uma destas palavras.

>>>

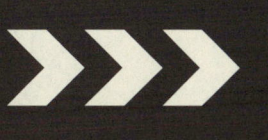

O DESEJO DE SER MAIS VALORIZADO

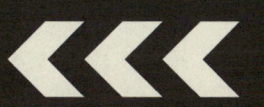

<<<

O DESEJO DE SER
MAIS VALORIZADO

O escritor e palestrante Tony Robbins ensina que todos temos a nossa história pessoal, mas que ficar presos à própria história que vivemos nos impede de crescer e viver. Ele finaliza dizendo que, se quisermos tornar nossa vida melhor, é preciso mudar a nossa história.

Sem dúvida, ainda que sejamos os autores principais da nossa história, mesmo tendo a capacidade de escolher como agir com os personagens que fazem parte dela, na maioria das vezes, sem perceber, permitimos que ela seja escrita por circunstâncias externas que, de alguma forma, nos machucam ou prejudicam, simplesmente porque acreditamos não ter o poder ou o direito de mudá-las.

Assim, por mais que desejemos escrever algo que valha a pena viver e contar, quando aceitamos que não somos capazes de dizer *não* às pessoas e aos eventos de nossa vida, estamos deliberadamente escolhendo entregar nosso poder aos outros ou às circunstâncias, o que pode modificar drasticamente o conteúdo e a direção que desejamos dar à nossa vida.

Não... Uma palavra tão pequena e tão poderosa, mas que carrega em si uma conotação tão negativa e ruim. Quantos desconfortos sentimos quando não conseguimos dizer um *não* assertivo, não é mesmo? O simples fato de mencionar essa palavra tem o poder de nos fazer sentir culpados, mal-educados, envergonhados ou amedrontados, a ponto de nos percebermos como alguém desvalorizado, não digno de ser aceito e nem mesmo de ser amado.

No dia a dia, dizemos *sim* a tantas coisas para as quais de fato gostaríamos de dizer *não*. Nossa história está repleta de favores que sinceramente não queríamos fazer, de relacionamentos com pessoas que lá no fundo não suportávamos ver, de compromissos que assumimos sem condições de saúde ou de tempo para cumprir, de comidas que comemos, mas que sabíamos que deveríamos evitar, de empregos que assumimos, mas nunca foram aqueles que queríamos ter... E por aí vai. E tudo isso, com certeza, gerou consequências que nunca teríamos desejado viver.

Provavelmente, você também já esteve em relacionamentos que só pioraram com o tempo, mas permaneceu neles por uma incapacidade de colocar limites, ou de pôr um ponto final naquela situação. Quem de nós já não se sentiu ansioso e estressado por não conseguir alcançar seus objetivos, pelo simples fato de que estava sendo consumido pelas demandas de outras pessoas? Quem já não se sentiu deprimido, com sua autoestima baixa, por sempre atender às exigências externas e não ter tempo para cuidar de si mesmo? Quantos de nós já passou por brigas, separações, dúvidas, autocríticas, falta de sono e doenças sérias, quando surpreendidos por um quadro de esgotamento físico e nervoso, gerado pelos inúmeros *não*s que deveríamos ter dito, mas não dissemos? Certamente, todos nós já perdemos alguma coisa na vida por não termos conseguido dizer um simples *não*. E veja como isso é curioso e interessante: perdemos coisas exatamente por não conseguirmos dizer *não*.

Eu mesma passei por uma situação, entre muitas outras, que me marcou muito por ter sido bem desagradável, simplesmente por eu não ter sabido dizer *não*. Sempre fui muito apegada à família, preocupada em ajudar, pois tinha muita dificuldade de ver os meus entes próximos passando por apertos. Dessa forma, certa vez atendi a um pedido de ajuda de um parente meu, tornei-me sua avalista e representante de sua empresa, visto que ele tinha perdido o crédito no mercado e precisava dele para dar continuidade ao seu trabalho. Mais do que sua fonte de renda, a empresa dessa pessoa era toda a sua vida.

Claro que na ocasião fiquei preocupada, pois havia emprestado dinheiro e cedido cheques que estavam voltando sem fundos, pelo fato de a pessoa não estar cumprindo com o acordo de depositar o dinheiro nas datas em que os cheques deveriam ser compensados no banco. E tudo isso ocorreu no período mais produtivo da minha vida, quando eu ainda estava na casa dos meus 30 anos, com uma carreira toda à frente para deslanchar. Eu, que nunca havia feito qualquer tipo de empréstimo ou financiamento, que tinha crédito pré-aprovado em qualquer instituição financeira e nunca tinha usado os limites dos bancos ou deixado atrasar a conta do meu cartão de crédito, me vi usando todos os meus recursos financeiros, até então nunca antes utilizados em benefício próprio, para salvar a mim mesma e à outra pessoa, que não tinha como quitar valores tão altos.

Foram tantas as cobranças e ligações que recebi que tive de trocar os números de telefone fixo e do celular. Na ocasião, muitos dos meus novos pacientes marcavam consultas comigo por indicação de outros pacientes e, quando troquei os números de meus telefones, meus pacientes antigos não tinham como me encontrar e suas indicações ficavam perdidas, o que me gerou um grande prejuízo profissional.

SIM ou NÃO

A falta de crédito e de dinheiro me abalou muito e assim muitas pessoas do meu convívio se afastaram, aumentando ainda mais a sensação de abandono e injustiça que eu vinha vivendo. A instabilidade e a preocupação me fizeram perder minha identidade, o meu "eu", e me abalaram emocionalmente, pois a honestidade, a organização financeira e a responsabilidade sempre foram valores não negociáveis para mim.

Eu sabia que a dívida não era minha, compreendia que tinha me deixado envolver por aquele problema que não era meu, mas, mesmo assim, me revoltei, porque sabia também que ao aceitar ceder meu nome para aquela pessoa eu havia colocado em risco tudo em que acreditava. E me culpei muito por isso.

Para tornar a situação ainda mais difícil, tive que passar praticamente sozinha por aquele calvário, pois minha família não sabia do ocorrido, pois eu não queria preocupá-los – somente meus filhos souberam, mas quando já eram adultos. Assim, a impressão que ficava para todos era a de que eu não era bem-sucedida, que não era valorizada na minha profissão.

O tempo passou, as dívidas foram só aumentando e fui me dando conta do tamanho do buraco em que havia me metido. Embora houvesse da parte da pessoa uma intenção real de resolver o problema, isso se tornou muito difícil, pois era quase impossível para ela contornar a situação da empresa em um momento como aquele, de crise financeira no país e com tão poucos recursos pessoais disponíveis.

Assim, acabei por afundar com ela. A empresa acabou fechando, deixando muitas contas, contratos e trabalhos inacabados, e ainda comprometeu meu tempo, que precisei usar para conseguir resolver as inúmeras pendências deixadas. Para piorar um pouco mais a situação, a pessoa havia buscado recursos com um agiota, o que me trouxe mais um problema para resolver. E essa sequência de importunos continuou, até que um dia decidi dar um basta, dizer *não* para todos os pedidos seguintes que surgiram e então procurar diminuir todas as consequências geradas por aquela situação.

O importante aqui é perceber o quanto a falta do meu *não*, no momento em que meu parente me pediu para ser sua avalista e representante de sua empresa, me custou muito não só em termos do tempo que tive que dedicar para colocar as contas no lugar, mas também o quanto isso afetou o desenvolvimento da minha carreira, visto que, para tentar levantar algum dinheiro para pagar as dívidas, tive que assumir as atividades da empresa daquela pessoa, tentando utilizar os materiais de estoque para transformar em renda que pudesse ajudar a sanar os débitos existentes. Sem contar que tive de me ausentar do convívio com minha família e meus filhos, porque precisei trabalhar em média 15 horas por dia, inclusive em muitos finais de semana.

Resumindo, a falta de dizer um simples *não* gerou tantas perdas que talvez até hoje eu não tenha consciência de todas elas. Mas quando me dei conta disso, já era tarde demais. Hoje está muito claro para mim que deixar de dizer aquele *não* tão necessário naquela situação foi um dos meus maiores erros e está entre os maiores ensinamentos que tenho na minha vida. Ensinamentos que hoje consigo dividir com vocês através deste livro.

Permaneci naquela agrura por praticamente 14 anos, invisível, triste e com a situação financeira no limite da sobrevivência. Mas como o estrago já estava feito, segui em frente, até que chegou um momento em que decidi retomar minha identidade, recuperar meu eu perdido. Disse para mim mesma algo como: "Dane-se a escolha errada. A partir de agora vou pensar no futuro, correr atrás dos meus sonhos e mostrar quem sou, deixar claro para todos o meu eu verdadeiro, minhas crenças e valores, tornar-me visível e próspera e mostrar que tudo é possível quando nos valorizamos de verdade".

Parei de me preocupar com o que os outros pensavam a meu respeito e passei a reforçar em minha mente, todos os dias, uma espécie de mantra em que digo: "Eu sei quem sou e as pessoas que me importam de verdade, que me conhecem de fato, sabem o valor que tenho. E quem não conhece de verdade meu caráter e minha essência não é importante para mim".

Aprendi muito, amadureci, percebi quem são meus amigos de verdade, reforcei meus princípios, acrescentei novos valores à minha vida e segui em frente, determinada a virar a mesa, a dar a volta por cima. Em outras palavras, finalmente decidi dizer *sim* para mim mesma.

Histórias como essa e como a de tantas outras pessoas que em determinado momento de sua vida não disseram um *não* que era necessário e sofreram por isso podem servir de lições para que mudemos nossas decisões de modo a favorecer, antes de tudo, a nós mesmos. Mas sabemos que nada acontece da noite para o dia, e que toda mudança necessita de coragem para quebrar comportamentos de comodidade – sim, porque infelizmente nos acomodamos fazendo até mesmo as coisas que não nos fazem bem –, assim como requer tempo, esforço, dedicação, confiança e determinação.

O primeiro passo dessa jornada de mudanças é fazer uma pequena reflexão sobre alguns pontos fundamentais da sua vida. Procure perceber se você se encaixa em uma ou mais das afirmações a seguir. Você é uma pessoa que:

- Precisa se libertar da opinião dos outros e assumir as próprias opiniões;
- Quer se libertar das travas emocionais e se tornar a pessoa que deseja ser;
- Quer aprender a dizer *sim* para si mesmo, especialmente em situações que o tornariam mais feliz;
- Deseja se desenvolver e atingir seus objetivos de forma mais leve, sem sentimento de carência ou culpa;
- Não quer mais ter a angústia de fazer coisas que não gostaria, pela simples dificuldade de dizer *não*;
- Deseja assumir a própria vida, sem a interferência de situações alheias ao que lhe interessa ou de pessoas que querem lhe impor sua vontade;
- Deseja fazer as escolhas corretas, de modo a determinar seu grau de tranquilidade, de saúde, de bons relacionamentos afetivos e interpessoais;
- Quer tomar suas próprias decisões sobre como atingirá a prosperidade;
- Precisa de um método e uma estratégia para melhorar os aspectos importantes da sua vida e atingir seus sonhos;
- Quer se tornar capaz de dizer *não* quando for necessário.

Se você se identificou com algumas das situações acima, este livro, com certeza, é para você! Afinal, como costuma dizer o palestrante, escritor e empresário Paulo Vieira, as respostas estão nas próprias perguntas.

SIM ou NÃO

Agora, sendo um pouco mais direto, você já pensou sobre as situações em que diz *sim* quando na realidade gostaria de ter dito *não*? Alguma vez já parou para fazer essa avaliação? Convido você a fazer agora um pequeno teste: responda *sim* ou *não* para cada uma das seguintes proposições (anote suas respostas em um papel à parte):

- Você costuma dizer *sim* porque quer ser apreciado? Quer que as pessoas gostem de você?
- Você costuma dizer *sim* para evitar um confronto?
- Você costuma dizer *sim* para não magoar as pessoas?
- Você costuma dizer *sim* porque está sob algum tipo de pressão para fazer algo que não gostaria de fazer?
- Você costuma dizer *sim* a convites para eventos que você não gosta ou não tem tempo para comparecer?
- Você costuma dizer *sim* para assumir mais um compromisso profissional, mesmo que tenha que sacrificar o seu tempo de lazer?
- Você costuma dizer *sim* quando lhe propõem receber pessoas em sua casa, mesmo que não tenha afinidade com elas?
- Você costuma dizer *sim* como uma forma de compensar as pessoas por algo que você deixou de fazer?
- Você costuma dizer *sim* quando um colega de trabalho lhe pede ajuda em um projeto, mesmo sabendo que ele está atrasado com isso porque foi irresponsável com suas tarefas?

- Você costuma dizer *sim* quando seu chefe lhe pede para ficar até mais tarde no trabalho, mesmo sabendo que a culpa pelo atraso nas tarefas foi dele e ele vai sair no horário normal de final de expediente?

Depois de responder a essas questões, faça uma avaliação. Se na sua pontuação tiver mais respostas *sim* do que *não*, você é um forte candidato a estar engolindo muitos sapos pela vida, simplesmente por não conseguir dizer *não* quando é necessário. E o mais incrível é que, quando faz isso, você está apenas em busca de saciar o seu desejo de ser mais valorizado pelas pessoas. Só que você está pegando o caminho errado e deixando de ser valorizado até mesmo por si mesmo – o que é algo que precisa ser mudado, com a máxima urgência, se você deseja realmente ser mais feliz e viver de modo mais pleno e saudável.

Verifique agora mesmo a sua pontuação e faça a seguinte avaliação: se você respondeu *sim* a mais do que quatro dessas questões, é evidente que você está colocando os outros como centro da sua vida e priorizando os interesses alheios em vez de dar atenção a si mesmo e ao que realmente lhe interessa.

Pergunto agora: é isso mesmo que você quer para a sua vida? Você se sente feliz, satisfeito e pleno vivendo dessa maneira? O que você pode fazer a respeito disso? O que você vai efetivamente fazer para ajustar a sua realidade de modo a ser mais feliz e ter mais sucesso na vida?

Se você está disposto a escrever uma história de sucesso e inspiração, decidindo e agindo de maneira assertiva, positiva e construtiva, estude com atenção redobrada os temas que estamos discutindo neste livro e

SIM ou NÃO

aplique na prática tudo o que aprender aqui. Vamos juntos explorar novas formas de construir definitivamente a sua história, da maneira como você deseja que ela seja.

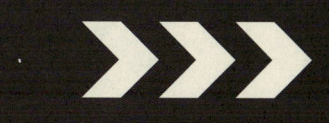

A FALTA DE CORAGEM DE DIZER "NÃO"

A FALTA DE CORAGEM DE DIZER "NÃO"

Este livro foi escrito pensando naquelas pessoas que frequentemente têm dificuldades em dizer *não*, mesmo quando isso é necessário e fundamental para a sua qualidade de vida.

Com a experiência no atendimento clínico em consultório, durante muitos anos em minha profissão, o aprendizado acumulado na orientação aos meus pacientes e com base em muitos cursos de que participei, tenho tido a satisfação de obter resultados fabulosos e bastante favoráveis para meus pacientes, ajudando-os a conquistar mais satisfação e plenitude no seu dia a dia.

Como não poderia deixar de ser, notei que essa questão de "não saber dizer *não*" tem sido um tema recorrente em meu trabalho com as pessoas que venho atendendo e, por isso mesmo, por diversas vezes recebi a sugestão, e até mesmo a solicitação, de muitos pacientes para que eu escrevesse um livro falando sobre o assunto e dando orientações para que as pessoas possam valorizar mais a si mesmas e para que se coloquem em primeiro lugar no momento em que precisem responder a algum pedido ou solicitação de outras pessoas.

Finalmente, um pedido direto de uma paciente me fez pensar com mais seriedade sobre o assunto. Em um dia normal de atendimento, eu estava explicando para uma paciente – que tinha muita dificuldade de dizer *não* – sobre a necessidade que havia de ela recusar algumas situações que a deixavam muito estressada e até mesmo afetavam sua saúde. Depois que a orientei, ela me disse, cheia de entusiasmo: "Gi, você precisa escrever um livro sobre isso que ensina. Você tem que escrever sobre isso para poder ajudar muito mais pessoas, assim como está me ajudando!". Foi então que pensei: "Por que não?". Comecei a considerar que todo esse material e experiência de que disponho não poderia ficar só comigo e as pessoas dentro das quatro paredes do meu consultório. Sem dúvida, com um livro publicado eu poderia ajudar um número muito maior de pessoas do que posso atender apenas pessoalmente.

O próximo passo, enquanto amadurecia essa ideia, foi eu fazer uma pesquisa intensa sobre tudo que falava sobre o assunto, fazer uma análise dos vários títulos já publicados, conversar com outros profissionais de áreas afins, avaliar as várias abordagens existentes, definir o que era determinante em relação a esse assunto e estudar mais de perto as pessoas que já haviam conquistado o sucesso nessa prática. Somei tudo isso à minha própria experiência profissional e assim o livro foi crescendo e tomando forma.

O principal objetivo deste livro é promover a consciência que devemos ter "do valor de um *não*" e ajudar no desenvolvimento de uma postura e de atitudes que protejam as pessoas de situações e decisões que roubem a sua liberdade e prejudiquem sua felicidade.

Nas orientações que encontrará aqui, você vai perceber os benefícios que conquistará na sua carreira, nos seus relacionamentos afetivos, no trato familiar, no seu trabalho como empreendedor, autônomo ou nas organizações, ampliando o resultado de suas metas e conquistas. Enfim, esta leitura e a prática do que lhe será sugerido aqui irá contribuir de maneira significativa para elevar o seu potencial de manifestar no mundo sempre o melhor de si mesmo e, assim, construir uma vida mais completa e cheia de satisfação.

Fazendo as escolhas corretas

Por que você deve ler este livro? Para entender a importância de estar consciente de suas decisões, além de aprender e treinar decidir sempre a seu próprio favor. Por isso mesmo, quero deixar claro aqui o que você vai ganhar com esta nossa conversa. De início, vou começar reforçando alguns pontos sobre os quais considero fundamental que você tenha consciência. Acompanhe a seguir.

- A razão principal para estarmos tendo esta conversa é ampliar sua visão em relação às suas escolhas. Em especial, vamos falar sobre como decidir dizer *sim* ou *não* de maneira adequada para cada situação irá proporcionar-lhe uma qualidade melhor em seus relacionamentos, independentemente de serem pessoais ou profissionais.

- Vamos embasar sua maneira de pensar, dando-lhe elementos para que possa tomar decisões melhores, mais assertivas, e assim obter resultados mais convenientes.

- Trabalharemos para aumentar a sua confiança e conquistar mais conforto com suas próprias escolhas, favorecendo assim a diminuição de doenças psicossomáticas, que causam muito sofrimento de forma desnecessária.

- Vamos buscar manter afastadas a depressão, a ansiedade e outras doenças similares, oriundas do estresse pelo excesso de compromissos assumidos, ou pelo menos reduzir sua intensidade e controlar a maneira como elas podem afetar sua vida.

- Buscaremos ampliar seus comportamentos, de modo a combater algumas crenças limitantes e vícios emocionais – que, quando reeducados, proporcionam leveza interna e uma mudança de sentimentos a respeito de si mesmo, tornando-os mais positivos, exterminando sentimentos de culpa, soltando amarras do seu passado para lhe dar mais liberdade de viver com satisfação e felicidade.

- Vamos trabalhar para que você tenha mais conhecimento e compreensão de si mesmo, para alcançar todo o seu potencial, manifestar sempre o melhor de si mesmo, ser autêntico e assim ocupar efetivamente seu lugar no mundo, e ser bem-aceito e respeitado onde quer que você esteja.

Como é possível perceber, nesta obra vamos trabalhar para ajudar você a se libertar da opinião dos outros e a assumir seu próprio modo de pensar e, assim, se libertar das suas possíveis travas emocionais e se tornar a pessoa plena que sempre desejou ser.

Vamos construir uma estratégia para que você se habitue a dizer *sim* para si mesmo, antes de dizer *sim* para os outros, especialmente em situações que poderiam comprometer a sua felicidade. O que implicará você aprender a dizer *não* para os outros com maior frequência e mais propriedade.

Vamos treinar fazer as escolhas corretas e, assim, elevar o seu grau de tranquilidade, aumentar seu nível de saúde, buscar a qualidade dos bons relacionamentos afetivos, estimular a sua prosperidade.

Para as pessoas que desejam se desenvolver e atingir seus objetivos de uma forma mais leve, sem sentimento de carência ou culpa, sem a angústia de ter de fazer coisas que não gostariam, vamos buscar eliminar, tanto quanto possível, a dificuldade de dizer *não*.

As experiências e ferramentas presentes neste livro o ajudarão na jornada para assumir seu próprio destino, sem dar importância excessiva às situações adversas ou de outras pessoas, de modo a melhorar os aspectos importantes da sua vida e realizar os seus próprios sonhos.

Você vai perceber que, conforme sua autoestima melhora, mais apto a dizer *não* você vai estar, sempre que o *não* precisar ser dito. Normalmente, pessoas com baixa autoestima tendem a dizer mais *sim* do que *não* – justamente em momentos em que o *não* seria a palavra mais apropriada. Sempre em busca de uma aprovação ou de uma aceitação do outro que substituiria, em tese, a sua própria autoestima, ou a própria aceitação.

Escolha você em primeiro lugar

Uma vez que nosso objetivo aqui é ampliar a sua visão em relação à sua vida, proporcionando mais qualidade em seus relacionamentos e maior tranquilidade e harmonia emocional, ressalto aqui que fazer escolhas melhores o levará a também obter resultados melhores. E isso aumentará a confiança que tem em si mesmo, proporcionando mais conforto com as próprias decisões e diminuindo muito aquele sofrimento desnecessário que você muitas vezes se obriga a carregar no seu dia a dia.

Para tirar o melhor proveito possível deste conteúdo, recomendo que você leia atentamente este material, estude, fique atento às orientações e, sobretudo, pratique o que aprender. Aplique sempre que possível estas ideias e conselhos em sua vida. Afinal, é com a prática, com a ação, que você vai mudar a sua realidade e conquistar a liberdade de se colocar sempre em primeiro lugar na sua vida.

Perceba que este livro realmente é para você e procure se identificar com as colocações e exemplos que vou trazer. Se algum tema o incomodar, continue lendo mesmo assim e redobre sua atenção nesse trecho, porque isso significa que nele existem conteúdos que você pode estar precisando trabalhar mais. Quanto mais você se conhecer e melhor entender o que está ocorrendo em sua vida, mais irá se capacitar para estar no controle de suas decisões.

Se você está acostumado a dizer *sim* quando deveria dizer *não*, com receio de magoar alguém, ou em dizer *não* quando deveria dizer *sim*, apenas para não dar o braço a torcer, então está na hora de virar esse jogo e ajustar seus parâmetros e referenciais, de modo a se tornar mais hábil e mais disponível para realizar todos aqueles sonhos que já postergou. Afinal, você merece ser feliz. E a sua felicidade começa pelo respeito a si mesmo.

Em síntese, nosso trabalho neste livro vai estar sempre focado em uma diretriz principal, que diz: "Escolha você em primeiro lugar, resolva antes seus próprios problemas, priorize aquilo que é importante para você, transforme a sua vida e seja mais feliz".

SIM OU NÃO: UMA QUESTÃO MUITO SÉRIA

SIM OU NÃO:
UMA QUESTÃO MUITO SÉRIA

A vida nos confronta a todo momento com a necessidade de fazermos escolhas e tomarmos decisões nem sempre tão fáceis. Logo, cada *sim* e cada *não* que dizemos como resposta ao que a vida nos solicita têm suas implicações e consequências na direção que desejamos seguir. E não é à toa que grande parte dos problemas que enfrentamos no dia a dia tem a ver com quão confortáveis estamos com as nossas escolhas, ou seja, com as respostas que damos não só a nós mesmos, mas principalmente às demandas e solicitações de outras pessoas. Afinal, tudo tem consequências e o que fazemos agora define o que teremos de enfrentar a seguir.

Estamos sempre diante de um dilema, de uma decisão: *sim* ou *não*? Eis a questão! E esse impasse acontece na grande maioria das vezes porque temos muita dificuldade de dizer um *não*. Afinal, geralmente dizer *sim* nos apresenta como uma alternativa mais fácil, visto que nos ajuda a evitar os constrangimentos e os problemas decorrentes de uma resposta negativa. Assim, consciente ou inconscientemente, tendemos a dizer mais *sim* para o outro e *não* para nós mesmos – mesmo quando percebemos que um *não* dito com certeza, propriedade e adequação é muito mais sincero do que um *sim* dito somente para não desagradar a outra pessoa. Mas a dura verdade é que, por mais que nos arrependamos depois, normalmente não conseguimos mudar esse padrão e continuamos seguindo pela vida afora nos magoando, dizendo *sim* quando queremos dizer *não*, e não raras vezes pagando um preço alto demais por essas escolhas.

Mas, então, por que fazemos isso com a gente? Por que é tão difícil dizer *não*? Você já parou para pensar? Talvez seja porque acreditamos que quando nos negamos a fazer algo para alguém estamos sendo egoístas, pensando somente em nossos umbigos. Quem sabe seja porque fomos ensinados que devemos ser generosos e nunca negar ajuda a quem precisa. Talvez seja por inibição, vergonha, autoestima baixa, falta de coragem, medo de ser rejeitado, de não mais ser amado, ou por tantas outras razões.

A lista é enorme, mas uma coisa é certa: de modo geral, as pessoas têm dificuldade de compreender os motivos pelos quais se sentem tão incomodadas ao dizer um *não*. E sem essa compreensão, não há mudança; e sem mudança, não há evolução. Daí a importância de identificarmos claramente esses motivos, se quisermos começar a agir para nos libertar das consequências desastrosas de continuarmos dizendo *sim* quando queremos dizer *não*.

O melhor estado de espírito para iniciar esse processo de autoconhecimento é entendendo uma coisa bem simples: escolher você primeiro em vez de sempre escolher o outro não é ser egoísta, é deixar claro para você e para o mundo que você reconhece o seu valor e respeita a si mesmo e às suas prioridades, assim como também respeita os outros quando impõe os seus limites. Dizer um *não* sincero é estabelecer uma demarcação clara entre a sua generosidade e colaboração e a preservação dos seus direitos e da sua saúde física e mental. É você se permitir ser uma pessoa autêntica, amada por aquilo que é e não pelo que os outros esperam de você, mesmo correndo o risco de ser rejeitado. Tenha sempre em mente que "quem tem que gostar da gente, antes de tudo, é a gente mesmo".

Mas pensemos bem: e se dizer um *não* for um ato de egoísmo? Qual o problema de ser egoísta em determinados momentos que precisamos pensar em nós mesmos antes de pensar no outro? Ser egoísta em determinadas situações não nos torna egoístas contumazes.

E continuando a elaborar nossos pensamentos sobre o assunto, qual seria a nossa diferença para um grande executivo, CEO de uma multinacional qualquer que fatura milhões de dólares por hora? Seria a sua exímia formação acadêmica, com doutorados e MBA em várias universidades conceituadas ao redor do mundo? Seria a sua facilidade com línguas, tornando-se um verdadeiro poliglota, se comunicando com qualquer outro CEO em empresas tão grandes quanto a dele? Ou seria simplesmente a sua capacidade de fazer relacionamentos e estar no lugar certo, na hora certa, com as pessoas certas?

Sim, tudo isso pode ser bem importante em algum nível, mas o que faz dele um CEO em uma grande multinacional é a sua capacidade de tomar decisões. Decisões corretas!

Não que ele não cometa erros, mas possui uma incrível capacidade de acreditar em si mesmo ao decidir dizer um *sim*, e possui uma incrível capacidade de acreditar em si mesmo ao decidir dizer um *não*. Dizê-lo e então assumir todas as consequências do que isso pode significar.

Avalie como é importante saber dizer *não* quando se está à frente dos negócios, pensando nas seguintes situações: quem não sabe dizer *não* no âmbito empresarial não chega ao sucesso. Quem, ao empreender, não sabe estabelecer limites para os outros não chega a lugar algum. Por exemplo, quem não consegue desligar um colaborador ruim, que não traz resultados, compromete seu próprio progresso e o sucesso de seu empreendimento e dos outros colaboradores. Em termos práticos, antes de dizer *sim* para qualquer situação a que é solicitado, o empresário precisa fazer a si mesmo perguntas como: "Isso irá melhorar o faturamento de empresa?", "Trará mais prosperidade para os negócios?", "Vai favorecer a empresa e os colaboradores?" Somente depois de fazer essa análise cuidadosa, então ele poderá decidir sobre dizer *sim* ou *não* para quem for necessário.

Tomar decisões difíceis com responsabilidade e consciência faz um empreendedor, um empresário, ser bom naquilo a que se propõe. Nem passa pela sua mente o que o outro vai pensar sobre sua resposta. A sua resposta é a sua resposta e ponto final; decisão tomada e bola para frente!

Dizer *sim* e dizer *não* de forma equilibrada e justa, seja para você ou para os outros, significa valorizar escolhas e decisões que lhe proporcionarão satisfação, além de promover, ao longo do tempo, um clima de bem-estar, saúde e prosperidade entre todos os envolvidos, o que resultará em melhores relacionamentos pessoais, profissionais e sociais, em que todos se respeitam e se ajudam mutuamente, sem que ninguém tenha que ser prejudicado, sobrecarregado ou explorado pelo fato de não saber dizer *não*.

Então, lembre-se: sempre que precisar decidir entre um *sim* e um *não*, você tem todo o direito de priorizar a si mesmo e suas próprias demandas. Diga *sim* primeiro a você e não se preocupe em ser taxado de egoísta. Quanto mais você se autoconhecer e se respeitar, mais terá segurança para lidar bem com suas emoções e expressar o que é verdadeiro para você. Assim, quando tiver que dizer um *não*, apenas diga bem claro para si mesmo: "Não sou egoísta, mas escolho primeiro eu". E, em seguida, diga ao outro um *não* bem redondo – sem culpa!

Melhores escolhas, melhores resultados

Como parte da dualidade do mundo, o *sim* e o *não* fazem parte do nosso dia a dia. São como os dois lados de uma mesma moeda, são mutuamente exclusivos. Quando optamos por um, automaticamente escolhemos abrir mão do outro. Logo, a escolha de uma ou outra dessas opções precisa ser feita caso a caso, considerando-se tudo o que está em jogo e principalmente levando em conta nossos próprios interesses. Quanto mais conhecimento tivermos sobre nossas necessidades e como atendê-las, melhores serão nossas escolhas, e por consequência, melhores os nossos resultados e mais satisfatória será a nossa vida.

Para avaliarmos a importância das respostas que damos às solicitações que nos fazem, basta reparar que toda a nossa comunicação, além de todas as nossas decisões e ações, sempre é definida por um *sim* ou por um *não*. O *sim* por si só não é bom nem mau, assim como o *não* por si só não é bom nem mau. Tudo depende das circunstâncias e da maneira como decidimos por um ou por outro. Mas os dois são necessários em nossa vida, cada um a seu próprio tempo e dentro de determinadas condições. Todavia, temos que ter em mente que fazer melhores escolhas é um processo que envolve o autoconhecimento e a prática de tudo que formos aprendendo e experimentando no decorrer da vida. E isso leva tempo para ser desenvolvido.

SIM ou NÃO

É como estarmos em uma estrada e, ao chegar a uma bifurcação, devemos decidir qual caminho seguir. Se formos para a direita, vamos pela estrada que beira o mar, e teremos à nossa disposição toda a brisa marítima e uma beleza indescritível. Mas se nossa escolha for pela esquerda, nosso caminho será pelo campo, onde entraremos em contato com plantações, cheiros campestres, gado pastando e, igualmente, paisagens indescritíveis. Ou seja, cada caminho terá sua própria beleza.

Mas se escolhermos, em cada bifurcação, ir pela direita, pela orla marítima, numa saberemos como seria o caminho da esquerda. Então isso vai ficando automático em nossa mente. A cada escolha, não existe escolha, pois já está decidido. Não pela decisão correta, mas pela decisão que mais vai me trazer algum tipo de conforto.

Mas esse conforto é irrisório, pois deixaremos de viver algo muito maior e mais importante. Simplesmente escolhemos ser pequenos.

Nessa jornada do autoconhecimento, o primeiro ponto a considerar é que, com um mundo cada vez mais digital, mais rápido, mais dinâmico, com tudo se tornando dia após dia cada vez mais urgente e necessário, corroborando para mais tomadas de decisões, estamos sendo exigidos a fazer escolhas mais rápidas. E vem daí a necessidade intrínseca de aprendermos a fazer o melhor uso possível dessas duas pequenas palavras: *sim* e *não*. Precisamos urgentemente nos habilitar a decidir de modo mais equilibrado, se quisermos agir da forma como julgamos ser a mais correta para nós mesmos, mas também que não seja injusta para com os outros. Para tanto, decidir de forma consciente é o segredo, é o que fará toda a diferença nos resultados que iremos alcançar em toda a nossa história de vida.

Dizer "sim" para si mesmo

Outro ponto a ser considerado é o fato de que dizer *sim* para nós mesmos é mais importante do que dizer *sim* para os outros. Então, quando dizemos um *não* necessário e adequado para os outros, na verdade estamos dizendo *sim* para nós mesmos.

Mas o que significa dizer *sim* para nós mesmos? Significa nos colocarmos em primeiro lugar em nossas decisões, priorizando os nossos interesses, mas sem deixar de levar em conta também o pedido da outra pessoa e o que isso significa para ela. Aqui vale lembrar que todo radicalismo prejudica os relacionamentos e, por essa razão, temos de ser ponderados em cada uma de nossas decisões.

Embora a necessidade de ajudar o outro faça parte da natureza humana e isso seja algo bom, infelizmente, na maioria das vezes, as pessoas pensam mais nos outros do que em si mesmas. E, por estranho que pareça, o que as motiva a colocar os outros em primeiro lugar é algum tipo de culpa que alimentam, ou o sentimento de que de alguma maneira "estão em dívida" com as outras pessoas, ou ainda por medo de ficarem sozinhas. E uma vez que frequentemente fazem isso de modo inconsciente, quanto mais isso se repete, mais essas pessoas se tornam solitárias e menos tempo elas têm até mesmo para ficar consigo mesmas, podendo até perder a própria identidade, tornando-se alguém de que não gosta, ou não aprova só para agradar – é quando a sua própria ausência passa a lhes causar dor.

Tenho uma paciente que vivia tendo crises de ansiedade. Foi preciso que o tratamento caminhasse um considerável tempo até que ela pudesse mudar o seu modo de agir e cuidar mais de seus próprios interesses.

SIM ou NÃO

Depois de uma grande crise de ansiedade, foi possível verificar que essas crises aconteciam após somar-se um grande número de "*nãos*" que ela deveria ter dito, mas ao contrário, sentiu-se na obrigatoriedade de dar um *sim* para os outros. Tanto no dia a dia profissional quanto na vida pessoal e familiar, esses "*sins*" para os outros e, portanto, os "*nãos*" para si mesma, foram se acumulando, gerando um grande número de responsabilidades e obrigações a realizar e que ela não dava conta. Como consequência, não lhe restava alternativa que não fosse implodir! Com a implosão, via-se impedida de continuar fazendo tudo pelos outros, e esses, ao verificar a sua impossibilidade momentânea, recolhiam suas necessidades e iam elas mesmas tratar de suas próprias obrigações.

Somente após um trabalho intenso e de despertar à percepção de que era possível dizer *não* para os outros, foi que essa paciente passou a amenizar suas crises de ansiedade, passando a pensar mais em suas próprias necessidades e, lentamente, começando a dizer pequenos "*sins*" para si mesma e dizer "*nãos*" para os outros.

Quero chamar sua atenção agora para outro ponto delicado: embora seja vital dizer *sim* para si mesmo, também é importante ter consciência de que dizer *não* para si mesmo nem sempre tem a ver com uma interação direta com outras pessoas. Pode ser apenas uma questão de você com você mesmo. Por exemplo, no momento em que você abre mão de tomar aquele café gostoso, porque alega não ter tempo, visto que está muito envolvido no trabalho, ou em alguma atividade com que se comprometeu com alguém, está dizendo *não* a você mesmo. Mais uma vez está se deixando de lado.

Pode ser também que você simplesmente não queira tomar o café para não gastar dinheiro, mesmo que isso não vá lhe fazer falta.

Você acredita que não fará diferença no seu orçamento, mas, mesmo assim, diz *não* para o seu prazer, para o seu gosto, para a sua vontade, somente para economizar. Novamente, você está usando uma desculpa para deixar de escolher a si mesmo como prioridade.

    Nesse aspecto do dinheiro, se você tem o foco em resolver alguma pendência financeira, ou tem algo a conquistar que dependa de fazer uma poupança e que cada centavo vai fazer diferença, nesse caso, optar por não gastar é priorizar a si mesmo, e por isso, pode se sentir satisfeito e feliz. Porém, se o seu objetivo financeiro é de muito longo prazo, escolher não tomar um saboroso café ou evitar ter outros pequenos prazeres para não gastar dinheiro deixa de ter sentido. Além de não escolher a si mesmo como prioridade, você passa a se colocar em situações de "falta", ao invés de abundância, assumindo muitas vezes um papel de vítima. Ou seja, novamente está dizendo *não* para si mesmo.

    Outra paciente minha, milionária, dona de muitas terras e centenas de cabeças de gado nobre, com empresas distribuídas por todo o país, pessoa que não pensa em dinheiro, pois isso não é uma preocupação para ela, simplesmente não conseguia dizer um *sim* para si mesma quando determinado gasto extra significaria um conforto a mais na sua vida. Sim, é claro que ela leva uma vida de conforto e faz tudo o que quer fazer, pois não tem o dinheiro como um fator de restrição – se ela quer, faz e pronto. No entanto, não conseguia, por exemplo, fazer um voo internacional viajando de classe executiva ou primeira classe, pois entendia que não havia necessidade desse conforto – e desse gasto extra. Viajava de classe econômica e se submetia a situações e privações pelas quais ela não precisaria passar. Esse era um tremendo *não* que ela dizia para si mesma, mesmo sem perceber.

SIM ou NÃO

Além desses pontos, também é muito importante ter cuidado com a linguagem que usamos para decidir sobre nossas escolhas. Alguns discursos muito comuns que praticamos com frequência inclui o termo "não posso", de forma implícita ou mesmo abertamente declarada. Por exemplo, muitas vezes dizemos algo do tipo "não posso me dar ao luxo de comer em restaurantes", quando na verdade não há nada que nos impeça de sair de vez em quando para um jantar fora – muitas vezes nem mesmo temos uma limitação financeira que nos impeça de gastar um pouco mais com nosso lazer.

Talvez depois de termos escutado na infância nossos pais dizerem "não pode" por diversas vezes, assumimos isso para nós mesmos, em nossa vida, e passamos a nos achar não merecedores de qualquer coisa com que ousemos sonhar. Essa é, sem dúvida, uma outra forma de dizer um enorme *não* para nós mesmos.

Além disso, pensamentos negativos formados a partir da infância podem também dar origem a pessoas egoístas e narcisistas. Essas são pessoas que geralmente dizem *não* a tudo, impactando de forma negativa as pessoas com as quais convivem, o que faz com que acabem sendo evitadas e isoladas. Isso consequentemente gera conflitos familiares, sociais e profissionais, já que por não possuírem habilidades sociais, principalmente empatia e altruísmo, passam muitas vezes a serem vistas como arrogantes e prepotentes.

Se considerarmos as consequências disso em curto e principalmente em longo prazo, as pessoas que só dizem *não* sofrem tanto quanto as que só sabem dizer *sim*. A dificuldade em se colocar no lugar do outro faz com que elas não percebam os motivos de estarem sendo evitadas, deixadas de lado, ou do porquê de perderem oportunidades na vida, ou de não conseguirem ter bons amigos. O resultado de seus incansáveis "*nãos*" na maioria das vezes passa despercebido por elas, mas não pelas pessoas que solicitaram sua ajuda e não obtiveram.

Quem recebe "*nãos*" com frequência de determinada pessoa, em situações de necessidade real, vai se sentindo magoado ao longo do tempo, pois registra essa constante falta de sensibilidade de quem diz os "*nãos*" como uma espécie de desconsideração ou mesmo desprezo.

Em síntese, dizer *sim* ou dizer *não* é sempre uma questão de opção, análise e reprogramação mental, seja dizendo para você mesmo ou para os outros. E o que você diz, assim como a maneira como diz, define a sua qualidade de vida e a dos seus relacionamentos em toda e qualquer situação.

Meu conselho para você neste momento é: "Seja mais bondoso consigo mesmo; pare de sentir raiva de si mesmo e pare de se magoar; aprenda a dizer mais '*sins*' para você". Essa é uma atitude que fará toda a diferença na sua vida.

Reconhecendo seus bloqueios

O desejo de sermos aceitos pelas pessoas com as quais nos relacionamos é algo inerente a todos nós, seres humanos. Precisamos de vínculos afetivos não só para nos sentirmos apoiados e seguros, mas também para sermos capazes de desenvolver autonomia, elevar nossa autoestima e adquirir habilidades sociais que favoreçam nossos relacionamentos. Assim, é natural que busquemos desde muito cedo a aprovação dos outros para preencher a nossa necessidade de amor, de atenção, de empatia, de compreensão, de participação e de pertencimento.

> "PARE DE SE MAGOAR E DE TER RAIVA, APRENDA A DIZER SIM PARA VOCÊ."
> — GISLENE ERBS

Gislene Erbs

Tudo pode ocorrer desde muito cedo mesmo, na infância, quando a nossa vida depende ainda e logicamente daqueles responsáveis por nos dar toda a sustentação de sobrevivência – normalmente pai e mãe.

Ao contrário dos animais que, em geral, já nascem andando e já vão em busca de seu próprio alimento e condições de sobrevivência, nós, seres humanos, dependemos completamente do outro nesses primeiros passos da vida.

Assim precisamos, como forma de manter esse sistema que nos garante a subsistência, olhar para o outro com um certo grau de gratidão por atender às nossas necessidades que de alguma maneira precisaremos retribuir, uma percepção que vai nos acompanhar ao longo da vida.

Desse modo, como se fosse uma forma de retribuição, que seja por agradecimento, ou ainda, por uma necessidade de continuar dependendo dessas pessoas para sobreviver, a criança começa a desenvolver formas de dizer a ela que a ama. Uma dessas formas é começar a imitá-la. É comum vermos o filho caminhando ao lado do pai e, ao observarmos os dois, ver o filho imitando perfeitamente os movimentos do pai. Dessa forma, por consequência, como imaginaríamos essa criança dizendo um *não* para as figuras que são responsáveis por mantê-la viva?

Dentro desse contexto, escolher dizer um *não* pode assumir uma conotação ruim, já que muitas vezes isso está associado ao nosso grande medo de sermos rejeitados. A consequência disso é que, percebendo a necessidade de nos protegermos e evitar tal sofrimento, passamos a fazer nossas escolhas utilizando mecanismos de defesa, como, por exemplo, o hábito de querer sempre agradar aos demais.

SIM ou NÃO

Muitos são os mecanismos, os bloqueios emocionais e os sentimentos que podem envolver a forma como fazemos as escolhas, dependendo do nosso desenvolvimento e de nossas relações familiares e sociais. Porém tudo está ligado ao nosso histórico de vida, se na infância nos foi permitido expressar nossos sentimentos e desejos de forma natural, ou se houve interferência por parte de nossos pais, ou das pessoas em nosso entorno, que afetou nossa autoconfiança e autoestima.

Durante nosso desenvolvimento, o *não* é uma forma de treino e ouvir essa palavra faz parte do amadurecimento, do entendimento de normas, regras e compreensão dos perigos. Ele é necessário para o crescimento e desenvolvimento da nossa inteligência emocional. Porém o *não* precisa ser colocado de maneira educativa, nos primeiros anos de vida, e não de modo repressivo, controlador ou que provoque o medo. Caso contrário, ouvir muitos "*nãos*" leva a pessoa a sentir-se frustrada e com dificuldades de lidar com as emoções que isso provoca, o que culmina em bloqueios ou traumas em que ela passa a ter dificuldades de dizer *não* quando necessário. Essa dificuldade pode levá-la a ter interpretações erradas a respeito de si mesma e dos outros, gerando inúmeras emoções, tais como a de sentir-se egoísta e se culpar toda vez que recusa algo a alguém.

Para ter um desenvolvimento saudável, toda criança precisa sentir-se apoiada em suas escolhas, desde que elas não impliquem quebrar regras ou prejudicar alguém. Dessa forma, podem expressar seus sentimentos, sendo compreendidas, orientadas e amadas, ainda que seu desejo seja considerado egoísta.

Em muitas situações, o que impede as escolhas da criança é o próprio desejo, o egoísmo ou o medo por parte dos pais. Além disso, eles também passam aos filhos valores e comportamentos que a criança herda por necessidade de pertencimento ao grupo e de aceitação na família. À medida que ela cresce, o que foi herdado da família tende a se manter como um comportamento correto, visto que foi o que a criança viu, ouviu e viveu durante todo o seu desenvolvimento.

Existem ainda outros fatores que interferem bastante na construção da personalidade da criança, como o ambiente social, desde o período escolar, em especial em casos como a dificuldade de aprendizagem, de *bullying* e outras situações de desconforto. A inibição também é outro comportamento condicionado que impede a pessoa de expressar-se de acordo com seus desejos e sentimentos, reduzindo sua capacidade de escolha consciente e atrapalhando as novas aprendizagens.

Especialmente na vida adulta, a falta de autoafirmação e de perspectivas positivas a respeito de si e dos outros também interferem nas escolhas sociais da pessoa, gerando medo de aceitar atividades ou pedidos que lhe são feitos, e que não se sentem com a capacidade de negar. O que a leva a evitar convites para festas, encontros, passeios e reuniões familiares, bem como a se afastar das pessoas e das relações interpessoais. Dessa maneira, vão se ampliando as experiências pessoais negativas no decorrer de sua vida, refletindo cada vez mais profundamente em sua capacidade de escolha.

É bastante comum que as pessoas se arrependam de ter escolhido dizer *sim* quando queriam dizer *não*, só que muitas vezes é tarde demais para voltar atrás. Esse equívoco ao decidir entre um *sim* e um *não* ocorre principalmente porque nossas respostas já estão condicionadas pelas experiências registradas em nossas mentes consciente e inconsciente desde há muito tempo. Logo, priorizar

SIM ou NÃO

"FALAR NÃO É TÃO DIFÍCIL QUANTO OUVIR."

GISLENE ERBS

a si mesmo e suas próprias demandas requer tempo, consciência e treino, haja visto que toda demanda social também é uma demanda pessoal. É preciso caminhar com paciência e perseverança na trilha do seu desenvolvimento pessoal.

Fatores que interferem em nossas escolhas

Você está confortável com as escolhas que tem feito? Se você não se sente satisfeito com as respostas *sim* ou *não* que tem dado para as pessoas que lhe pedem algo, nem com os resultados que está obtendo a partir dessas respostas que normalmente dá, é importante analisar para ver quais dos fatores a seguir podem estar influenciando suas decisões.

Falta de autoconhecimento

Não ter um conhecimento a respeito de si mesmo que viabilize o essencial para sua vida, como seus objetivos, valores e metas, de maneira que você possa fazer escolhas conscientes, direcionando seu tempo para o que e quem realmente é importante e merece dedicação e reconhecimento, é o mesmo que não ter um rumo. E quem não tem claro qual é o rumo a tomar corre o risco de cair no abismo.

Quanto mais falta de autoconhecimento, de autoafirmação e de experiência em dizer *não* apresentemos, mais ficaremos à deriva, o que dificultará as escolhas conscientes e nos lançará em armadilhas que nos levarão a cometer enganos por vezes irrecuperáveis.

Falta de habilidades sociais

As habilidades sociais são essenciais para o desenvolvimento de uma boa autoestima, assim como para a manutenção de relacionamentos saudáveis e de qualidade. A falta de habilidades sociais assertivas pode nos levar a ter problemas de estresse e desconforto, assim como a desenvolver emoções negativas, como frustração, raiva, sentimento de rejeição ou de desvalorização, muitas vezes levando à ansiedade e à depressão e afetando diretamente o nosso bem-estar e a nossa qualidade de vida.

Para que haja relações satisfatórias entre as pessoas são necessárias especialmente habilidades tais como empatia, assertividade, respeito, compreensão e autocontrole, que podem e devem ser aprendidas e treinadas ao longo de nosso desenvolvimento, independentemente de que idade tenhamos – afinal, sempre é tempo de aprender algo novo, e procurar desenvolver habilidades sociais construtivas deve ser um empenho constante em nossa vida.

Falta de assertividade

Uma habilidade particularmente importante quando se trata de exercer nosso poder de escolha é a assertividade, ou seja, a capacidade de expressar nossas opiniões e pensamentos com base no respeito e na defesa dos nossos próprios direitos. Pessoas assertivas têm menos sentimentos de culpa, sentem-se mais satisfeitas e costumam ter menos conflitos com outras pessoas, possuem boa autoafirmação, confiança em si mesmas e consciência dos seus direitos e deveres, o que facilita muito suas respostas, na hora de decidir sobre um *sim* ou um *não*. A assertividade faz com que a pessoa tenha mais sucesso em suas atividades, seja mais resolutiva e seja vista como uma pessoa de confiança, de tal forma que o mundo passa a ser mais receptivo para elas e suas experiências se tornam mais positivas.

Ser assertivo nos dá a possibilidade de tomar as rédeas de nossas vidas em nossas próprias mãos. Já quando abrimos mão da assertividade, entregamos o poder de nossas escolhas e decisões aos outros. Isso alimenta a baixa autoestima, gera ansiedade, reforça hábitos negativos e faz com que nos sintamos mal conosco.

Quem não é assertivo peca pela falta de objetividade, de clareza, de segurança e de firmeza. Quando não somos assertivos, nos tornamos negativos e tendemos a nos prender a vícios emocionais e ter comportamentos tóxicos. Esse é um dos problemas que mais afetam negativamente nossas decisões.

A falta de assertividade é um dos fatores que costumam produzir muitos "*sins*" inadequados e inconvenientes e não nos permitem dizer os "*não*s" necessários. Em geral, nesses casos, trocamos o *sim* pelo *não*, e vice-versa, armando confusões e desgastes em torno de nós mesmos, tendo depois que arcar com as consequências não muito agradáveis das nossas escolhas e atitudes.

Como seres sociais, tudo o que falamos ou fazemos causa impacto nas pessoas, gerando sentimentos e reações – tanto nos outros quanto em nós mesmos. Em muitas situações, pode inclusive causar ira, mágoa e sofrimento. É a assertividade que faz com que controlemos melhor nosso ambiente e nossos relacionamentos, para que o impacto que causamos seja o mais positivo possível.

É preciso ser assertivo e categórico na hora de responder *sim* ou *não*, de modo a expressar segurança e equilíbrio ao agir. É importante comportar-se de maneira firme e bem direcionada, demonstrando decisão em suas palavras, assumindo aquilo que você faz.

Uma pessoa assertiva sabe escolher o que e em que momento responder. Tem discernimento para perceber em cada situação se é melhor dizer *sim* ou dizer *não*. É capaz de avaliar se o que vai dizer é bom para ela e, também, se é importante para o outro. Algumas vezes, mesmo que não seja bom para ela naquele momento, mas se for bom para o outro, pode até mesmo responder *sim* e assumir um compromisso com o que o outro necessita, desde que isso não comprometa suas próprias prioridades. E isso vai fortalecer o relacionamento e a convivência entre ambos.

Em resumo, ser assertivo é saber escolher a resposta mais adequada, no momento certo, para cada situação. É ter coerência nas suas escolhas, porque cada situação é única. É lembrar que uma escolha envolve sentimentos, emoções, crenças e vínculos, e por isso precisamos ser muito cuidadosos com as nossas decisões.

Se queremos ser os protagonistas de nossa história e transformar nossa existência em uma vida extraordinária, temos que ser assertivos, para assim ter a liberdade de dizer *sim* ou *não* corretamente e quando necessário.

Comportamentos tóxicos

Existem certos comportamentos que as pessoas adotam com frequência e que são totalmente tóxicos, altamente negativos e interferem nos momentos em que elas precisam decidir por falar um *sim* ou um *não*, muitas vezes afetando sua vida de modo bastante destrutivo.

Ter uma postura negativa e tóxica leva a pessoa a se prender a **vícios emocionais** e **crenças limitantes**. Esses são temas bastante difundidos e explicados atualmente dentro de várias linhas do conhecimento, como Neurociências, Coaching, Constelações Familiares, Psicologia, Psicanálise e muitas outras. Portanto, aqui vou apresentá-los de um modo bem simples, apenas para que fique mais fácil compreender perfeitamente o contexto dos assuntos sobre os quais estamos conversando. Recomendo, porém, se você identificar qualquer sinal de que tem algumas dessas dificuldades, que procure trabalhar essas características de comportamento com mais atenção e dedicação, inclusive procurando ajuda profissional, se necessário, de modo que possa ganhar confiança para lidar com esses complicadores em sua vida.

Crenças limitantes

As crenças limitantes são basicamente opiniões e pensamentos negativos que temos a respeito de nós mesmos e que aceitamos como se fossem verdades. Por exemplo, são afirmações que fazemos, do tipo: "Nunca vou conseguir juntar dinheiro suficiente", "Eu não mereço ter sucesso", "Não consigo aprender isso", "Eu não mereço ganhar isso", entre outras. Com toda essa carga de energia negativa, essas crenças acabam interferindo em nossas respostas e ações, limitando nosso potencial e impedindo o nosso crescimento pessoal e profissional.

Vícios emocionais

Algumas de nossas emoções se repetem em ciclos e quanto mais as experimentamos, mais elas se fortalecem. Como exemplo, podemos citar o medo, que, se não for devidamente gerenciado, pode nos controlar a ponto de nos impossibilitar de fazer o que precisamos. Nesses casos, nossas emoções passam a funcionar como verdadeiros vícios emocionais, com efeitos danosos para a nossa capacidade de julgamento e também para a nossa qualidade de vida.

Acompanhe a seguir alguns dos vícios emocionais mais comuns e suas possíveis consequências.

SIM ou NÃO

A pessoa dizer "não" sempre

Saber dizer *não* de modo adequado, como já vimos, tem a ver com assertividade e depende do quanto de confiança, respeito e bem-querer temos por nós mesmos. Esse é um hábito e uma habilidade que nos permite colocar limites até onde as pessoas podem ir, de maneira que não nos coloquemos em situações de ceder a manipulações e chantagens emocionais.

Porém é preciso bom senso e também boa vontade, porque tudo o que é excessivo tem riscos e pode gerar desequilíbrio nos nossos relacionamentos. Assim também é com o hábito de "dizer *não* o tempo todo". Isso pode estar ligado a algum tipo de mania comportamental de nossa parte e pode trazer consequências ruins, como, por exemplo, um certo isolamento social.

Marc e Angel Chernoff, autores de *best-sellers* do *New York Times*, no livro *12 comportamentos tóxicos que afastam as pessoas de você*, corroboram a ideia de que *sempre dizer não* aos outros é um comportamento altamente tóxico. O que faz bastante sentido, se pensarmos que nossa natureza social nos faz depender de outras pessoas. Precisamos dos outros, assim como os outros precisam de nós. É necessário ter consciência de que podemos contribuir com as outras pessoas e elas também podem contribuir com a nossa própria vida. O que é ruim no fato de sempre dizermos *não* é que as pessoas passam a não contar mais conosco e, pior, podem se sentir usadas, uma vez que só elas é que contribuem ou estão disponíveis para nos ajudar. E isso enfraquece as nossas trocas e as nossas relações.

Nossos relacionamentos definem, em grande parte, a nossa qualidade de vida. Ser capaz de se sentir seguro com outras pessoas é um dos melhores protetores para nossa saúde mental. E isso é algo que não se torna possível quando dizemos sempre *não*.

É interessante imaginar alguém dizendo sempre *não*. Algo que seria impossível para alguém que tem dificuldades para dizer *não*. Mas pessoas assim existem, o que não as fazem mais felizes que as que dizem só *sim*.

O trabalho com aqueles que dizem *não* para tudo tem que ser oposto, ou seja, aprender que algumas vezes cabe dizer *sim*. Essas pessoas, antes mesmo de terminar de ouvir o que os outros têm a lhes dizer ou solicitar, já estão com um *não* impregnados na mente e na ponta da língua. Muitas vezes perdem ótimas oportunidades, pois o *não* está completamente automatizado.

Uma forma positiva de começar a melhorar neste aspecto seria trocar o *não* por um *talvez*. Seria uma resposta intermediária, até um dia conseguir responder com alguns *"sins"*.

A pessoa dizer "sim" sempre

Analisando as pessoas que têm uma necessidade compulsiva de dizer *sim* para tudo e para todos, em geral podemos identificar um problema de baixa autoestima, de autodesvalorização, associado ainda a um medo irracional de confrontos e uma grande dependência emocional.

Quem diz *sim* para tudo não tem a si mesmo como prioridade e nem pode se dedicar à própria vida pessoal. Tampouco garante suas responsabilidades e atribuições, pois tende a assumir mais compromissos do que é capaz de cumprir.

Ao dizer um *sim*, é preciso termos muito claras nossas verdadeiras prioridades, para não perdermos tempo, não tirar o tempo dos outros, evitar aborrecimentos futuros e sermos capazes de nos comprometer apenas com situações de que iremos dar conta. Caso contrário, nosso *sim* causará um estrago muito maior do que se tivéssemos dito um *não*. Assim sendo, dizer sempre *sim* é algo altamente perigoso. Evitar dizer sempre *sim* é muito mais que uma questão de inteligência é, acima de tudo, uma questão de sobrevivência e liberdade.

Segundo a psicóloga Pilar Villavicencio, dizer *sim* tem muitas vantagens, mas é preciso muito cuidado ao usar esse recurso. Um *sim* abre os canais de comunicação, convida o outro a se expressar, a dar o melhor de si, estimula a colaboração, a cooperação e o apoio mútuo. Porém dizer *sim* é benéfico somente quando a avaliação e a reflexão sobre a situação em questão são positivas. Quando o *sim* passa a ser dado indiscriminadamente, estamos colocando em risco não só aquilo que seria o melhor para nós, como também os nossos relacionamentos, que se tornam frágeis diante de negociações que, na maioria das vezes, acabam sendo injustas para nós mesmos.

Normalmente, as pessoas que dizem sempre *sim* não conseguem apresentar alguma justificativa para não fazer o que lhe pedem. Muitas vezes, elas nem mesmo ouvem direito o que está sendo pedido, de modo que não se dão a chance de avaliar a implicação daquilo que estão se comprometendo a fazer. É importante treinar bastante para ouvir direito e analisar o que lhe pedem. Dessa forma, você poderá identificar melhor a situação e, assim, ter a opção de avaliá-la e definir se aceita ou não participar do que estão lhe propondo.

Dizer *sim* para os outros o tempo todo é não existir para si mesmo, é não se dar o devido valor. É estar sozinho, por não se considerar importante. É deixar de se amar, é amar mais os outros do que a si mesmo. E, como sabemos, um dos conselhos mais sábios que conhecemos diz: "Amar ao próximo como a ti mesmo". O que quer dizer que antes temos que amar a nós mesmos para depois podermos amar aos outros.

Outro ponto que corrobora com a ideia de que não devemos dizer *sim* sempre, ou ainda, que devemos dizer *não* quando é necessário, tem a ver com **a valorização do seu *sim***. Vou dar um exemplo para ilustrar essa ideia:

Nos escritórios de uma grande empresa, certa vez ficou estabelecido que toda correspondência interna que realmente tivesse necessidade de resposta rápida deveria ter escrito, logo no topo da mensagem, a palavra URGENTE. Isso funcionou muito bem e agilizou a comunicação entre os diferentes departamentos. Até o dia em que as pessoas passaram a escrever URGENTE em todas as comunicações, buscando serem atendidas prioritariamente a todo momento. Resultado: não passou muito tempo e começaram a surgir mensagens assinaladas com a palavra EMERGÊNCIA. Ou seja, o fato de terem banalizado o uso da palavra URGENTE a tornou totalmente ineficiente para o fim a que se destinava.

Da mesma forma, é preciso entender que o seu *sim* somente terá valor quando você tiver o hábito de dizer *não* para as coisas com que não concorde ou que não queira assumir como compromisso seu. Se você diz *sim* sempre, não diz *não* nunca, então seu *sim* não tem valor, porque é algo notório, esperado e que não precisa ser conquistado por quem procura a sua ajuda ou o seu apoio.

Quando o seu *sim* é despojado de valor, em lugar de ser uma opção, ele passa a ser uma obrigação, o que pode acabar levando você, sem que perceba, a criar sua própria prisão. Uma pessoa acostumada com seus "*sins*" tem certeza da sua aceitação. Ela tenderá a se dar o direito de nem mesmo lhe perguntar mais, passando simplesmente a cobrar você pelo que ela entende ser o seu dever. Sem contar que um *não* inesperado da sua parte poderá deixar essa pessoa chocada, visto que para ela a questão já passou a ser responsabilidade sua.

É importante lembrar ainda que o nosso cérebro automatiza as situações rotineiras, deixando de fazer as avaliações e análises necessárias e passando a agir simplesmente por impulso e de forma automática, e considerando tudo o que sai do padrão como sendo algo estranho ou novo.

Um exemplo disso é uma frase muito comum entre meus pacientes, tipo: "Ela sempre cozinhou todos os dias e nunca reclamou ou se importou de fazer isso", sendo que, por uma questão de comodidade, eles nunca perguntaram se a pessoa gostava mesmo de fazer isso ou se ela realmente não se importava. O fato é que, consciente ou inconscientemente, a situação lhes era favorável, o que descartava a necessidade de se fazer tal pergunta.

O uso errado da empatia

Embora a empatia seja uma habilidade considerada altruísta, já que leva as pessoas a compreenderem as emoções alheias e a ajudarem umas às outras, ela pode, em algumas situações, interferir de maneira comprometedora em nossas escolhas e decisões.

Não raramente, a empatia, o afeto e a sensibilidade tornam a pessoa angustiada frente ao problema alheio, fazendo com que ela desmereça suas próprias necessidades em prol do outro, sem nem mesmo que haja uma melhor avaliação do que está ocorrendo, sem que haja uma preocupação de verificar a autenticidade daquela situação.

Refletir sobre um pedido externo antes de dizer *sim* ou *não* pode nos dar a chance de ver se isso realmente faz sentido, se a situação é de fato uma prioridade ou se é um comodismo, ou ainda se a pessoa está apenas procurando chamar a nossa atenção, ou mesmo se aproveitar de nossa empatia por ela.

Afinal, sempre existe o risco de você se envolver em situações inadequadas, prejudicando a si mesmo enquanto procura ajudar outra pessoa que tira proveito de sua generosidade e empatia. Podemos exemplificar citando uma situação absurda, mas não impossível, em que "você esteja pagando as contas da pessoa, enquanto ela somente está preocupada em usar o próprio dinheiro para comprar um novo celular *top*, de última geração". Ou, quem sabe, você esteja fazendo o trabalho dela e ela esteja passeando, curtindo o tempo que ganhou por ter alguém fazendo o serviço chato e demorado por ela.

O vício de ajudar os outros

Pessoas que sempre querem ajudar os outros são viciadas em hormônios do prazer, já que esse modo de agir lhes gera um sentimento positivo de reconhecimento por parte de quem recebe a ajuda. Para essas pessoas, recusar-se a fazer alguma coisa que lhes peçam é algo extremamente difícil, principalmente porque ajudar é uma ação geralmente reconhecida e recompensada socialmente.

A questão é que nem todos que recebem ajuda são gratos, o que pode fazer com que a sua disponibilidade exagerada para ajudar as pessoas acabe levando você à frustração e muitas vezes a uma fadiga extrema, afetando seu bem-estar e sua saúde mental e gerando conflitos no seu relacionamento.

SIM ou NÃO

É preciso afastar esse vício, procurando ser menos prestativo com os outros e atendendo mais as suas próprias necessidades e as de seus relacionamentos afetivos. Pode parecer egoísmo? Não se preocupe com isso. Em situações como essas, o egoísmo trabalha a seu favor.

Assim como existem as pessoas que não sabem dizer *não* e que possuem essa espécie de "vício" em querer ajudar o outro, é preciso entender também que existem aqueles que são *experts* em identificar esse tipo de pessoa e tirar para si o máximo de proveito dessa que está apta para ajudar incondicional e incansavelmente.

Quanto mais você oferece, mais a pessoa aceita e mais ela solicita, transformando você numa espécie de escravo. Dia a dia, as solicitações vão aumentando e a carga vai ficando mais e mais pesada.

Das suas oito horas de trabalho regulares, a pessoa começa, gradativamente, a aumentar sua carga, para nove, dez, onze, doze horas! Leva serviço para casa, aceita que o seu superior entre em contato a qualquer hora do dia ou da noite, aos finais de semana, feriados. Responsabiliza-se por atividades que são suas e que lhe são delegadas de outros setores. Começa a atender não só o seu superior, mas logo está secretariando a esposa dele e levando os filhos dele à escola e a sua mamãe aos médicos e exames.

O nível de envolvimento chega a tal nível, sem que a pessoa se dê conta, que a percepção começa a ser da família. Em geral, seu marido ou esposa começa a reclamar do seu nível de envolvimento com o trabalho e que a pessoa está deixando de lado os cuidados com a própria família e com a própria vida.

E se torna um grande problema interromper essa rotina desajustada, primeiro porque a própria pessoa entende que não existe nada de errado, afinal de contas ela está sendo útil; depois que, para interromper um processo desses, onde alguém tira tantas vantagens, como esse aceitaria que a pessoa simplesmente não atendesse mais as suas solicitações? Fato é que, ao tentar diminuir o ritmo de atividade, a pessoa esbarra nos interesses de seu superior no trabalho, que começa a alegar falta de interesse de sua funcionária e que essa não lhe serve mais, colocando em risco o seu emprego.

É preciso considerar que todo exagero em alguma coisa leva à falta em outra. Somente o equilíbrio pode corroborar com suas escolhas conscientes. Saber dizer *não* a tudo que atrapalha seu equilíbrio é dizer *sim* à sua saúde e à sua felicidade, mesmo que essa não seja imediata.

Ser competitivo da maneira errada

Embora competir tenha seu lado saudável, quando levada longe demais, a competição pode ter um efeito negativo para aquelas pessoas que não medem esforços para alcançar o que querem, principalmente quando afeta o seu poder de escolha e decisão.

Uma pessoa muito competitiva, que tem a necessidade de ser sempre a melhor, sente um impulso irresistível de estar por dentro de tudo o que acontece, para usar isso a favor de se destacar dos demais. Dependendo do grau de competitividade e da situação em que se encontra, na empresa por exemplo, pode querer ter o domínio e o conhecimento de tudo o que acontece, para poder sair na frente. Por esse motivo, começa a agir por impulso, não raciocina, não pondera suas ações. Dessa forma, ela aceita todos os convites e solicitações, ou seja, nunca diz *não*, para assim ter acesso ao máximo de informações e saber o que as pessoas do seu convívio sabem, fazem e pensam.

SIM ou NÃO

É fundamental ter clareza sobre a maneira certa de ser competitivo, concentrando-se no seu objetivo e redefinindo conscientemente o seu conceito sobre "o que significa vencer". Procurar entender e desenvolver uma atitude colaborativa, em vez de competitiva. Em lugar de ver os colegas como concorrentes, trabalhar em conjunto com os demais, de forma a juntos alcançarem algo maior, que traga satisfação a todos os participantes.

Vou procurar exemplificar como uma ineficiência em dizer um NÃO pode afetar de maneira definitiva em um processo competitivo.

Algumas empresas atuam numa área de muita competição, em um mercado onde é necessário "matar um leão por dia". Nesse ambiente, encontraremos empresários que vão trabalhar até o limite da moralidade e honestidade, no entanto, outros ultrapassam esse limite sem muitos pudores e colocam seus empregados no mesmo processo. E então vem a grande questão: até que ponto você vai nessa situação?

Uma coisa é o seu superior trabalhar de maneira agressiva a ponto de não medir consequências do que é certo ou errado, honesto ou desonesto, moral ou imoral, mas outra coisa bem diferente é você entrar no mesmo processo apenas porque você não consegue dizer: *"Não, me desculpe, mas isto eu não faço; entregue para outro"*.

Ao não dizer esse *não*, não importa mais quem você seja, o quanto você foi honesto e de moral ilibada até aqui, você se tornou igual ao seu superior desonesto.

Então estamos entrando num outro campo muito mais profundo aqui. Não se trata mais de dizer ou não dizer um *sim* ou um *não*, mas depende do caminho que você decidiu percorrer na sua vida. Seus conteúdos morais estão em xeque aqui. E como você vai responder a isso?

O ciúme doentio

O ciúme, quando equilibrado, é uma emoção saudável e muito natural; porém, quando excessivo, tem a ver com insegurança e falta de amor-próprio e precisa ser tratado.

A falta de amor-próprio e a insegurança fazem com que a pessoa deposite todas as suas expectativas no amor dos outros, tornando-se muitas vezes incapaz de fazer suas próprias escolhas, por medo de acabar abandonada.

Nessas condições, é bastante comum que uma pessoa dominada pelo ciúme encontre muitas dificuldades de dizer *não* aos outros e seja passada para trás por outras pessoas que costumam se aproveitar desse tipo de situação. Isso pode acontecer em um relacionamento de casal, familiar ou de amizade, além de, é natural, nos relacionamentos profissionais e de negócios.

Uma pessoa muito ciumenta costuma usar o ciúme como uma ferramenta de controle, já que está sempre se sentindo ameaçada, por acreditar que todos são superiores a ela. É bastante comum que ela diga mais *"sins"* do que *"nãos"*, para que tenha mais oportunidades de manter as pessoas perto de si e assim poder observar e até mesmo controlar melhor os passos de cada uma delas. O que ocorre é que, para obter o controle de tudo, essa pessoa acaba se tornando escrava de si mesma, já que vai acumulando tarefas e fazendo com que os outros fiquem cada vez mais dependentes dela.

Um exemplo disso é aquela esposa ciumenta que passa a fazer tudo para o marido, esperando que ele reconheça seu esforço e também cada passo que ela dá. Outro caso ainda é o daquela mãe superprotetora que necessita acompanhar cada passo de seu filho, e em nome da segurança dele atrasa seu desenvolvimento e maturidade, retardando sua saída de casa, já que se torna alguém que não sabe fazer nada sozinho. Em cada um desses casos, os enganos ao dizer "*sins*" e "*nãos*" costumam ser constantes e prejudicam substancialmente a vida de todos os envolvidos.

Outro caso extremo em que as pessoas não dizem os *nãos* que deveriam, e por isso mesmo se colocam em situações críticas, é aquele em que o ciúme se torna o gatilho que leva às agressões entre o casal.

É importante entender uma coisa: "Se alguém levantar a mão para o companheiro ou a companheira, essa tem que ser a primeira, mas principalmente a última vez que isso terá acontecido"; a pessoa tem que juntar suas coisas e ir embora, pois é inevitável que, por mais que não se acredite nisso, virá a segunda, a terceira e muitas e muitas outras vezes em que as agressões ocorrerão.

Quando um namorado ou marido bate em sua namorada ou esposa, em nome do ciúme, ou ainda, em nome do "amor", ao aceitar tal atitude, a pessoa agredida está dizendo um *sim* para que isso continue e se repita por muitas outras vezes. Quando diz um *sim* para essa situação, a pessoa agredida está dizendo um *não* para sua dignidade, seu amor-próprio e sua autoestima.

Quando a pessoa aceita essa situação, ela tem uma autoestima muito baixa, afinal, "é assim que o outro demonstra o seu amor por ela" e ela aceita. Ao mesmo tempo, existe uma certa soberba ao achar-se capaz de consertar o outro e que "só foi daquela vez que a agressão ocorreu".

Para o outro, o agressor, esse é um sinal verde de que esse tipo de ação é positivo e que pode continuar agindo assim. Provavelmente um dia em sua vida ele deve ter aprendido isso como correto e agora está simplesmente reproduzindo; no entanto, isso também denota o quanto essa pessoa também tem uma autoestima tão baixa que mal consegue lidar com a possibilidade de receber um *não*.

Vamos lembrar aqui que pessoas que não conseguem lidar com *nãos* podem se tornar agressivas, não porque estão com a razão, mas porque se sentem incapazes de assimilar a situação e prosseguir pelo caminho correto.

A impaciência

A impaciência está ligada ao prazer imediato, situação em que a pessoa necessita ser "atendida" rapidamente nas suas necessidades. Ela tem um limiar menor de tolerância para as questões do mundo exterior, muito disso em função das suas experiências na infância. Essas experiências criaram uma sensibilidade maior na pessoa, que faz com que hoje ela não saiba diferenciar algumas situações e não tenha consciência clara da realidade, o que potencializa e eleva sua sensibilidade à dor e ao prazer.

Assim, a pessoa geralmente é acometida de sentimentos de desprazer, tensão e, algumas vezes, de raiva. E a raiva costuma turvar seus pensamentos e a fazer perder a razão, e reduz ainda a atuação dos sentidos, o que consequentemente atrapalha sua capacidade de fazer boas escolhas e tomar decisões inteligentes. Pessoas impacientes, em geral, têm dificuldades em dizer *sim* ou *não* quando é necessário, até mesmo porque não se dão o tempo necessário para avaliar as situações que se apresentam a ela.

A pessoa impaciente está sempre com pressa. Isso geralmente faz com que ela faça julgamentos precipitados e decida cedo demais, sem ter as informações necessárias e corretas para fazer suas escolhas e tomar suas decisões. Normalmente, a resposta dada é sempre a que está automatizada naquela relação, quando o *sim* ou o *não* são ditos de forma impulsiva e de acordo com as conexões neuronais preexistentes no seu meio ambiente.

A impaciência tem suas raízes na frustração. É uma sensação de estresse crescente que começa quando a pessoa sente que suas necessidades e desejos estão sendo ignorados. Geralmente é acompanhada de raiva, o que afeta o raciocínio do indivíduo, reduz seus sentidos e, consequentemente, diminui sua capacidade de fazer boas escolhas e tomar decisões inteligentes.

Deixar de fazer boas escolhas também é uma forma de dizer *não* para nós mesmos, mesmo que aparentemente estejamos nos "presenteando" com certas carícias que acreditamos merecer. Por exemplo, é possível observar as pessoas que se classificam nesse item simplesmente andando pelo supermercado.

É possível identificar rapidamente pessoas que foram ali com o objetivo de fazer suas compras, mas quando menos esperam, se veem compelidas a obter prazer imediato. Então identificamos pessoas que pegam uma lata de cerveja, abrem e começam a beber enquanto empurram o carrinho de compras, ou um refrigerante, ou então pegam um salgado ou sanduíche no setor de lanches do mercado, abrem e consomem ali mesmo, descartando o saquinho com o preço a pagar que, logicamente, não será pago.

Verá também mamães com seus filhos dentro dos carrinhos de comprar, o que os mercados normalmente desaconselham, por questão de segurança, mas é preciso garantir o prazer do seu filho, afinal, tem que parecer uma diversão.

E essa mesma mãe vai abastecer o seu filho, abrindo um saquinho de salgadinhos, um iogurte, um doce qualquer. Invólucro que, depois de consumido, também vai ser descartado, sem o devido pagamento, antes de ir para o caixa do supermercado.

Perceba que estamos falando sempre de coisas prazerosas. Não se trata de consumo por necessidade, mas pela impaciência em obter o prazer imediato. Essa é a incapacidade em lidar com o *não, agora não é o momento*. É preciso segurar a necessidade de prazer para o momento que for adequado.

Ainda dentro do mercado, você poderá observar uma outra ação: a maioria das pessoas, ao iniciar suas compras, em geral, vai direto à fila do açougue para garantir a compra das carnes do seu desejo. Depois, e somente depois, vai passear com o carrinho pelo mercado, comprando as outras necessidades. Mas não deveria ser exatamente o contrário? Afinal, a carne fresca, uma vez fora do frigorífico, começa a se deteriorar. Não seria mais óbvio deixar para pegar os itens gelados por último, e então já se encaminhar para os caixas, para sair do mercado e ir para casa, colocar a carne na geladeira o mais rápido possível, garantindo o frescor do produto que foi adquirido?

Mas, então, por que as pessoas agem de forma tão irracional? Mais uma vez é a impaciência, que faz com que a pessoa diga um belo *não* para si mesma e sua saúde, enquanto imagina estar dizendo um *sim* para o seu prazer imediato. O fato é que não suportam a ideia de esperar um pouco para adquirir o objeto tão desejado, o objeto de prazer – não aguentam aquele *não* que estão dizendo para o seu prazer imediato.

Aqui é interessante levantar outro aspecto quanto à percepção de prazer que está ligado à compra de carne: o brasileiro aprendeu ao longo das gerações que carne é um produto diretamente relacionado ao poder e ao prazer; então, circular pelo supermercado com os pacotes de carne dentro do carrinho é o exercício prazeroso que a pessoa está praticando de seu *status* de, não importando o quanto esse produto esteja caro, demonstrar a todos a sua capacidade de obtê-lo. O simples fato de levar o produto para casa, prepará-lo e utilizá-lo não é suficiente; afinal, em casa, ninguém vai ver o quanto ele é poderoso. Dentro desse enfoque, a realização de um churrasco para convidados pode ser uma extensão dessa demonstração de poder. Porém, por trás de todo esse "ritual", existe uma porção de "*sins*" e "*nãos*" que a pessoa vem dizendo para si mesma e para os outros, provocada pela impaciência de se organizar e colocar cada atividade e cada prazer no lugar e no momento certo.

Enfim, para que não nos tornemos reféns da impaciência e evitar que ela se instale, a primeira coisa a fazer é reconhecer seus sinais de alerta, tais como: respiração superficial e rápida, tensão muscular e mãos apertadas, encontrar-se inquieto ou sacudindo os pés. Feito isso, é possível se utilizar de relaxamento e meditação, e de um direcionamento adequado dos pensamentos, a fim de recuperar o foco e se manter centrado em resolver aquilo que é possível e realmente necessário. Somente assim será possível dizermos para nós mesmos todos os *sins* e os *nãos* que sejam convenientes para que possamos desfrutar melhor dos prazeres da nossa vida.

A dependência emocional

Essa é uma disfunção comportamental, caracterizada pela dependência excessiva de um indivíduo em relação a outro. É um vínculo errado, no qual a pessoa acredita que tem de atender a todas as necessidades ou demandas do outro – ou, em certos casos, ter suas necessidades atendidas pelo outro. Apesar dessa situação causar estresse e cansaço físico e mental, a pessoa não consegue se desligar do dependente.

É o caso daquele marido preguiçoso, que não trabalha e se coloca em uma posição de vítima, como dependente de sua esposa, que trabalha e supre todas as suas necessidades. Ou então o caso de um alcoólatra, um dependente químico, ou um doente crônico, em que um familiar fica envolvido emocionalmente com a pessoa e não consegue deixar de atender suas necessidades, anulando sua própria vida e suas necessidades pessoais em função do outro.

Nessas e em outras situações de dependência, a capacidade de escolha da pessoa fica comprometida, visto que ela faz tudo isso pela necessidade de ser aceita, tanto pelo familiar dependente quanto pelos demais que decidiram seguir suas vidas e não participar dessa jornada de exercer esse papel de "salvador" da pessoa que está fragilizada.

Além disso, existe ainda um complicador: na maioria das situações, a pessoa assume toda a responsabilidade por aquele dependente – uma responsabilidade que poderia ser partilhada entre os demais familiares – e acaba ficando presa àquela situação, sempre preocupada com "o que irão pensar seus familiares, vizinhos e amigos, caso ela venha a deixar de cuidar ou venha a abandonar a pessoa dependente dela".

"ACREDITE, NINGUÉM É RESPONSÁVEL PELA FELICIDADE DE NINGUÉM. SOMOS APENAS COLABORADORES NESTA EXISTÊNCIA."

GISLENE ERBS

POR QUE NÃO DIZEMOS "NÃO"

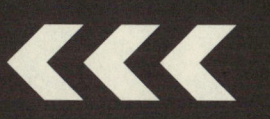

POR QUE NÃO DIZEMOS "NÃO"

A grande dificuldade que as pessoas têm de dizer *não* geralmente vem do fato de que muitas delas não se consideram merecedoras daquilo que as faz feliz, além de se considerarem menos importantes do que as demais pessoas com quem se relacionam. Como já vimos, crenças limitantes, construídas em grande parte na nossa infância, também nos induzem a vacilar na hora de negar algo a alguém, pelas mais diversas razões: medo de ser rejeitado, vergonha por não colaborar, sensação de que está sendo egoísta, receio de perder os amigos, enfim, são muitos os bloqueios que nos levam a colocar nossa autoestima para baixo e supervalorizar os outros.

Posso citar aqui a minha própria dificuldade, que eu carregava devido à vergonha que tinha em recusar um pedido de alguém e também por causa das crenças limitadoras que carregava e alimentava em minha mente. Nem me lembro quantas vezes compliquei minha vida simplesmente por não escolher a mim mesma em primeiro lugar, mas sim priorizar os interesses de outras pessoas. A dificuldade e a falta de coragem para dizer *não* – por sempre pensar nos outros em primeiro lugar – gerou muito tempo perdido na minha vida, trouxe muito sofrimento e chegou até mesmo a comprometer minha saúde.

SIM ou NÃO

Com base na experiência de consultório, com muito estudo e com a orientação adequada, ajudando outras pessoas a acharem a solução para seus problemas, fui conseguindo ver o que era difícil também para mim, o que eu não estava enxergando e como poderia mudar a minha história – o interessante nesse processo é que percebi que sempre é mais fácil olhar para fora, para o outro, e ver a solução de um problema, do que olhar para nós mesmos e resolver o que nos aflige. Bem dizem que "quando ajudamos os outros, estamos ajudando a nós mesmos, quando ensinamos algo a alguém é quando também aprendemos muito".

Não se engane, mas também não se desanime. Dizer *não* é algo que é difícil para grande parte das pessoas, na maioria dos casos. As razões podem ser as mais diversas possíveis, mas vamos procurar analisar e aprender um pouco mais com algumas situações comuns no nosso dia a dia, para nos tornarmos mais assertivos quando tivermos que decidir entre dizer um *sim* ou um *não*.

A necessidade de agradar

Se levarmos em conta que as interações entre as pessoas são construídas baseadas principalmente na aceitação e na aprovação umas das outras, fica difícil adotarmos uma postura em que imaginamos que o outro possa vir a se sentir desagradado. A partir dessa realidade, surge a nossa preocupação em sermos prestativos e de agradar os outros, assim como desponta o desejo de evitar conflitos ou confrontos, além de redobrarmos os cuidados para não decepcionar ou ferir os sentimentos alheios. Ou seja, no final das contas, vamos descobrir que todos esses pontos mencionados podem ser considerados fortes motivadores da nossa dificuldade de dizer *não*.

Um estudo feito pelo psicólogo norte-americano Abraham H. Maslow aponta que, na escala das necessidades humanas que levam à autorrealização plena, em primeiro lugar em importância estão as necessidades básicas fisiológicas e de segurança, e a seguir vêm as necessidades sociais, que também precisam ser satisfeitas. Nessas necessidades estão incluídos os vínculos sociais, as amizades, a família, o amor e os demais ambientes de sociabilidade e pertencimento. E é exatamente na importância que damos a essas necessidades que reside o principal entrave que bloqueia a nossa liberdade de dizer *não*.

Ainda dentro dessa mesma linha de pensamento, Vanessa Bohns, psicóloga social e professora na Cornell University, ressalta que uma das necessidades mais fundamentais do ser humano é a conexão social e o sentimento de que pertencemos a algo, a algum grupo. Dessa forma, dizer *não* pode parecer algo ameaçador para nossos relacionamentos – pode até mesmo gerar a sensação de que iremos comprometer esse nosso sentimento de conexão com a outra pessoa, ou com o grupo.

A verdade é que, em meio às nossas lutas para nos encaixarmos em determinados círculos de convívio e nos sentirmos bem com eles, e até mesmo procurando ser amados pelas pessoas com quem nos relacionamos, muitas vezes pensamos que é preciso agradar a todos, para que assim sejamos aceitos e bem recebidos. E é nesse ponto que dizer *não* parece destoar desse propósito. O que nos leva a ter receio de dizer a temida palavrinha, *não*, seja em que situação for, com a preocupação de que dizê-la pode fazer com que as pessoas nos rejeitem.

Um perfil comportamental inadequado

Quando nos falta a habilidade de administrar nossas emoções, tendemos a ficar presos em crenças e padrões repetitivos que podem nos levar a transformar nossos sentimentos em ações negativas, ou em comportamentos inadequados, que interferem diretamente na nossa assertividade.

Buscar conhecer a fundo nossas emoções e os impactos que elas causam em nossa vida e então observar qual é a emoção que está atuando nas nossas escolhas – se é a preguiça, o medo, uma dor, raiva, amor, pena etc. – nos ajuda a entender determinados comportamentos derivados dessas emoções, nos possibilitando usar o enfoque e o tempo mais adequado para fazer uma escolha correta da resposta que daremos – *sim* ou *não* – em cada situação.

Essa não é uma tarefa fácil porque, como parte da nossa condição humana, experimentamos diferentes emoções a todo momento. Porém, poucas são as vezes em que conseguimos identificá-las com exatidão, pois em grande parte das vezes que elas ocorrem nós estamos atuando no piloto automático. Logo, é bastante comum que façamos escolhas inconscientes, tomando decisões irracionais e atuando de forma contraproducente.

Uma vez que temos essa tendência de manifestar um perfil comportamental inadequado para lidar com nossas emoções, precisamos racionalmente nos colocar alertas, para que não usemos o *não* de maneira inadequada.

Uma forma racional e coerente de usar o *não* como resposta às solicitações que recebemos no dia a dia é priorizando as coisas que realmente têm importância na nossa vida. O *não* será bastante positivo quando for dito, por exemplo, em caso de coisas de menor valor, com a finalidade de nos proteger e nos deixar disponíveis para executar outras coisas que tenham um valor maior, tanto para a nossa vida e a nossa saúde como para nossos interesses maiores.

Sob esse aspecto, o objetivo dos "*nãos*" que respondemos é no sentido de nos manter focados no que é mais importante e, desse modo, nos manter na trilha do autodesenvolvimento.

É muito importante sabermos as diferenças e os pesos de cada uma das coisas que configuram as nossas opções de escolhas e o que é necessário para alcançarmos o equilíbrio e a qualidade de vida que queremos ter. E não é nada fácil fazer essas escolhas quando vivemos no piloto automático, na preguiça, ou quando permitimos que emoções negativas, crenças limitantes e comportamentos inadequados definam nossas decisões e, consequentemente, nossos resultados.

Focar nossa atenção naquilo que é realmente importante deve ser um exercício diário. Caso contrário, nunca teremos tempo e agilidade suficientes para avaliar quando, para o quê e para quem dizer *sim* ou dizer *não*. Dessa forma, nosso *sim* tenderá a ser sempre a primeira escolha, mas apenas porque estamos no piloto automático e o nosso cérebro tem preguiça de buscar novas conexões – sem contar também que certas crenças limitantes atuarão em nosso cérebro, fazendo com que tenhamos uma tendência maior de nunca dizer *não*. Enfim, fica muito mais fácil dizer *sim* para os outros porque não é preciso pensar muito e nem brigar com nós mesmos e nossas crenças, e muito menos ainda nos sentirmos mal por ter que frustrar ou decepcionar alguém.

O mau desenvolvimento da autoestima

A formação da autoestima, como comentamos, é influenciada em boa parte pela maneira com que os pais se relacionam com os filhos e pela dinâmica da convivência familiar. A herança afetiva que trazemos da infância interfere diretamente na confiança e na valoração que damos a nós mesmos e na forma como enfrentamos os desafios em qualquer etapa da vida.

Uma autoestima baixa coloca o indivíduo em situações muito difíceis, onde ele não se sente merecedor das coisas boas da vida e frequentemente prioriza o bem e os interesses dos outros em detrimento dos seus. Não é raro nos depararmos com pessoas que possuem um nível tão baixo de autoestima que muitas vezes nem mesmo conseguem acionar seus mecanismos de superação para decidir aspectos simples de sua vida.

É claro que, felizmente, as vivências familiares da infância não são completamente determinantes na personalidade de uma pessoa, pois cada ser humano, tendo a ajuda e a orientação adequadas, é capaz de superar traumas vividos e pode também desconstruir crenças negativas cultivadas pelos seus pais.

Mesmo que o "combustível afetivo" recebido na família não seja ou não tenha sido positivo e que as experiências vivenciadas ao longo da vida não tenham sido edificantes para formar uma personalidade forte e uma autoestima positiva, ainda assim está nas mãos de cada pessoa a decisão e o empenho em trabalhar na superação desses entraves. A capacidade de fortalecer seus alicerces emocionais e reconstruir seu amor-próprio com coragem e determinação está presente em cada ser humano e é uma questão de decisão pessoal de cada um.

Nesse contexto, cabe aqui citar o médium brasileiro Chico Xavier, que nos brindou com uma célebre frase: "Você não pode voltar atrás e fazer um novo começo, mas pode começar agora e fazer um novo fim". E essa frase também nos remete a outra, de Jean-Paul Sartre: "Não importa o que fizeram com você. O que importa é o que você faz com aquilo que fizeram com você".

Quando analisamos esses pensamentos, é fácil concluir que todos nós tivemos uma série de experiências em nossas vidas que foram boas ou ruins, e isso continua hoje e continuará ocorrendo em nossas vidas. Nós podemos olhar para o que vivemos e utilizar para nos lamentarmos, para nos rebaixarmos, para nos sentirmos pior que os outros, mais azarados que os outros, menos privilegiados que os outros. Mas podemos também pegar essa vivência, tirar nossos ensinamentos, nos fortalecer e sair dessa situação muito melhor do que antes.

É certo que muitas e muitas vezes teremos que mergulhar nos pântanos da nossa vida, mas o que vai definir quem somos é exatamente a forma que sairemos do outro lado.

Uma infância mal resolvida

Novamente nos reportamos à época da infância, para entender as dificuldades de dizer *não* que as pessoas têm. Afinal, está claro que os traumas emocionais que vivenciamos na infância são em grande parte os responsáveis por nossa qualidade de vida quando adultos. Talvez você, logo cedo, tenha experimentado certa negligência paterna ou materna, tenha perdido um de seus pais, ou teve uma doença grave ou uma dificuldade séria de aprendizado. Quem sabe teve muitos irmãos e a atenção de seus pais precisou ser muito dividida, ou mesmo seus pais foram distantes e emocionalmente indisponíveis ou ansiosos. Talvez seus pais tenham trazido para o seu lar seus próprios traumas de infância, que eles não tenham conseguido resolver na vida adulta.

SIM ou NÃO

Embora muitas vezes não nos recordemos de detalhes dessa época da nossa vida e até mesmo acreditemos que tivemos uma boa infância, ou o oposto – acreditar que tivemos uma péssima infância –, a verdade é que diversos traumas, sejam eles conscientes ou inconscientes, se não resolvidos, continuam afetando nossas emoções e comportamentos de diferentes maneiras, provocando sentimentos inapropriados para o momento.

O que ocorre é que quando nossas experiências de aprendizagem na infância são dolorosas, elas dão origem a uma parte de nossa personalidade que é formada por sentimentos e crenças negativas sobre nós mesmos. Ao nos tornarmos adultos, essa parte, quando não curada, ganha força à medida que nos deparamos com experiências estressantes do dia a dia, e volta a nos atormentar, transformando-se na causa de não conseguirmos nos mover na vida de maneira saudável e adequada. Essa condição muitas vezes nos impede de fazer escolhas conscientes e sensatas. Isso aumenta a tendência de evitarmos dizer *não* para quem quer que seja – afinal, se há algo de que menos precisamos nesses momentos é de nos sentirmos rejeitados; e fazemos de tudo para evitar que isso aconteça.

Mas aqui é importante lembrar que nenhuma dessas situações devem servir de desculpas para que você deixe de fazer diferente. Dessa vez, decida mudar e viver a vida bacana que você merece. Afinal, conhecer a origem das suas dificuldades é saber que isso pode ser mudado. Tudo é uma questão de você optar pela mudança. Mudar nem sempre é muito fácil, especialmente sem a ajuda de um profissional, contudo, a decisão é o grande determinante da sua mudança.

Experiências negativas ao longo da vida

Estar vivo é experimentar desafios, mas também é viver alegrias. Nossa vida é uma eterna sucessão de experiências, tanto positivas quanto negativas. Porém as experiências negativas normalmente são as que mais nos afetam, pois nos marcam de maneira profunda e passam a controlar nossas emoções de modo muitas vezes inconveniente.

Experiências de abuso sexual, psicológico ou físico, de *bullying*, rejeição, abandono, humilhação e outras situações de vulnerabilidade são algumas das vivências que geralmente deixam memórias pesadas e traumáticas, que nos acompanham ao longo do nosso desenvolvimento, podendo trazer ainda mais problemas para a nossa vida adulta.

Tais eventos negativos dão origem a comportamentos como o medo de falar em público, insegurança, baixa autoestima, agressividade, intolerância à frustração, tendência a se envolver com parceiros abusivos, se afastar de qualquer tipo de relacionamento, entre outros. O que gera consequências diretas sobre nossa saúde física e mental e compromete o nosso bem-estar, nas mais diferentes fases da nossa vida.

Desse modo, tendo sobre nossos ombros tantos traumas, dizer *não* para as pessoas passa a não nos parecer uma boa ideia e, como consequência, fica muito mais fácil dizer *sim* a toda hora, mesmo tendo de arcar com todas as consequências dessa decisão.

Deixamo-nos vencer pela insistência do outro

Mais uma vez, eu pergunto: por que não dizemos esse *não*? Muitas vezes, é pela culpa de recusar um pedido de outra pessoa, ou então pelo medo de sermos rejeitados e taxados de insensíveis e egoístas, ou ainda pela vergonha de dar uma resposta negativa, mesmo quando necessário. Mas existem também os casos em que não conseguimos dizer esse *não* devido à grande insistência da pessoa que nos pede algo – e que acaba nos vencendo literalmente pelo cansaço. Nesses casos, é comum dizer *sim* para se livrar do problema mais rapidamente.

Seja qual for a razão, não dizer esse *não* tão necessário é algo que nos convida a abrigar em nosso peito sentimentos de frustração e raiva, pelos outros, mas, principalmente, por nós mesmos, com um consequente acúmulo de ressentimentos, que resulta em termos comportamentos cada vez menos assertivos.

A assertividade nos ajuda a nos expressarmos de maneira eficaz e a defender nosso ponto de vista, ao mesmo tempo em que respeitamos os direitos e as crenças dos outros. Ser assertivo também nos ajuda a aumentar nossa autoestima e ganhar o respeito dos outros. Agir de forma assertiva não deixa que sejamos vencidos pela insistência do outro e é o caminho para começarmos a estabelecer limites saudáveis nos nossos relacionamentos, fazermos escolhas mais conscientes e melhorar nossas chances de satisfazer nossas próprias necessidades e atingir nossos objetivos.

Dizer *não* com assertividade é o melhor caminho para construirmos relacionamentos sólidos, saudáveis e duradouros.

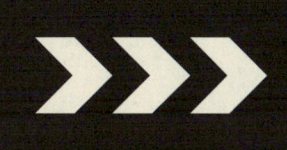

>>>

A DESCOBERTA DO VALOR DE UM "NÃO"

A DESCOBERTA DO VALOR DE UM "NÃO"

Falar *não* é tão difícil quanto ouvir um *não*. É uma situação difícil de ambos os lados. Por isso tantas pessoas usam essa pequena palavra de maneira tão errada. É preciso entender o verdadeiro valor de um *não*, para poder usá-lo da forma correta, nas mais diversas situações que vivemos.

O valor do *não* está em você se sentir fortalecido ao dizê-lo, ao mesmo tempo em que mantém em bom nível nos seus relacionamentos com as outras pessoas. Recusar-se a fazer algo, de maneira adequada e justa, ajuda a estabelecer limites saudáveis e permite que os outros tenham clareza sobre o que podem esperar de você.

Ser capaz de negar-se a atender um pedido, sem culpa nem frustrações, permite que você seja mais honesto e autêntico com os outros e com você mesmo. É menos provável que você sinta que estão tirando proveito de sua boa vontade, e as pessoas podem aprender a ir até você somente para solicitar as coisas para as quais você está mais confortável para dizer *sim*.

Quando você se habitua a dizer *não* com convicção e responsabilidade, as pessoas passam a respeitá-lo ainda mais, entendem que existem limites para o que podem lhe pedir, tomam consciência de que um pedido a ser feito a você tem que ter coerência e necessidade real e, acima de tudo, as pessoas aprendem a respeitar e valorizar o seu *sim*. Em vez de considerá-lo como algo garantido, as pessoas passam a entender que seus recursos são alocados da forma mais adequada, e assim a sua conexão e comunicação com outras pessoas se tornam mais saudáveis.

Como já conversamos em tópicos anteriores, sabemos que basicamente a nossa habilidade de dizer *não* tem a ver com as interferências familiares, escolares e sociais que sofremos na infância e que hoje podem determinar a nossa forma de escolher dizer um *sim* ou um *não* sempre que temos que decidir algo. Neste ponto, é muito importante entender o fato de que nossas decisões estão baseadas em condicionamentos e crenças que adquirimos, mas, mesmo assim, tudo é uma questão de escolha, ou seja, independentemente das influências que sofremos na formação de nossa personalidade, ainda podemos fazer diferente do que sempre fizemos, se quisermos ser mais assertivos.

O autoconhecimento é uma poderosa ferramenta para nos ajudar a compreender a origem dos nossos comportamentos. O que também nos possibilita reprogramar nossa mente e lidar melhor com nossas escolhas, para que possamos começar a dizer *sim* ou *não* de forma mais consciente e alinhada com aquilo que realmente desejamos. Permita-me reforçar aqui que nesse processo será de grande ajuda buscar a ajuda de um profissional especializado nessa área, para que você tenha orientação, tranquilidade e mais segurança na sua jornada.

Quando temos de decidir por um *sim* ou um *não*, o que está em jogo na verdade é principalmente escolher se vamos satisfazer a nós mesmos ou satisfazer o outro. A nossa autoestima e a nossa capacidade de sermos assertivos é o que irá definir se pensamos no outro primeiro, ou se escolhemos nos colocarmos em primeiro lugar. É claro que a empatia com o outro também deve ser sempre levada em alta consideração, mas, como eu sempre digo: "Não sou egoísta, mas eu primeiro". É esse o pensamento que considero o ponto de partida para as nossas melhores decisões.

Voltando um pouco a analisar nosso período de infância, podemos compreender melhor a maneira com que nos posicionamos nos momentos em que precisamos dizer um *não* para quem quer que seja. Desde muito pequenos, temos a necessidade de amor, atenção, empatia, compreensão, participação e pertencimento. Assim, quando crianças percebemos bem cedo a necessidade de nos protegermos, mas nem sempre tivemos a proteção de que precisávamos. Assim, alguns dos mecanismos de defesa que desenvolvemos podem hoje envolver a necessidade de escolha. Tudo depende do histórico da nossa vida e de nossas relações familiares e sociais. Acompanhe alguns exemplos a seguir e perceba suas implicações.

O que acontece quando a pessoa não ouve suficientes "*nãos*" na infância? O mais provável é que ela se torne mimada.

Muitos pais evitam dizer *não* a seus filhos e continuamente satisfazem suas necessidades e desejos, fornecendo tudo o que depende deles para tornar os filhos felizes e satisfeitos. Outros pais relutam em dizer *não* para evitar confrontos, deixando de estabelecer regras e limites necessários ao bom desenvolvimento da criança. Outros ainda se preocupam em dar aos filhos a maior parte dos bens materiais que eles exigem, para compensar a falta de tempo que lhes é dedicado, negligenciando sua responsabilidade na educação em termos de valores essenciais para a vida. Dessa maneira, sua educação passa a ser baseada em consentimento, permissividade e falta de limites ou normas, o que, além de torná-los mimados, os transforma em pequenos tiranos. Esse tipo de comportamento dos pais se torna um grande *não* que a criança recebe e que não está explícito, mas que vai determinar sua vida.

Como diz a psicóloga infantil Gema José Moreno, uma criança mimada não nasce, ela é criada e pode gerar problemas de convivência em casa, com acessos de raiva, agressividade ou frequentes confrontos e brigas com as pessoas à sua volta. São crianças muito exigentes e caprichosas, que não aceitam ouvir um *não* e não sabem como lidar com a raiva. À medida que envelhecem, adquirem posturas ainda mais agressivas, como brigas e comportamentos impulsivos.

E como isso afeta nosso poder de decidir, na vida adulta, sobre quando devemos dizer sim e quando devemos dizer não para as pessoas?

Crianças mimadas demais, que crescem sem que seus pais lhes imponham limites, sem que lhes digam *não*, que lhes dê tudo o que querem e peçam, passam a se sentir como reis e a achar que o mundo tem que se dobrar à sua vontade. Tornam-se adultos tirânicos, manipuladores, dependentes, inseguros, pouco autônomos, com baixa tolerância à frustração, e terão dificuldades de aceitar um *não*, ou mesmo dizer *não* para as pessoas, escolhendo dizer *sim* a tudo, procurando agradar primeiro ao outro, só para não correr o risco de ser contrariado, porque a contrariedade não é algo com que ele tenha se acostumado.

Essa tentativa de manter a criança em uma redoma de vidro, protegendo-a de todos os *nãos*, de todas as imperfeições, de todas as maldades do mundo, é uma ação infrutífera, que tem prazo para terminar. Mais cedo ou mais tarde, essa criança, ou adolescente, ou adulto, ficará diante dos *nãos* que a vida impõe.

Um dia a namorada se apaixona por outro e diz que quer ir embora. A vida então lhe impõe um *não*. Dentro deste tema, como seria então descobrir uma traição? Veja o que acontece nos dias de hoje, em que homens inconformados com os *nãos* de suas namoradas ou esposas expõem toda a sua tirania, tornando-se violentos verbais, violentos físicos e até mesmo assassinos. O famoso "se não ficar comigo, não vai ficar com ninguém" diz tudo. Hoje conhecemos isso pelo termo de "masculinidade tóxica".

Em uma outra situação, aquele pai que não quer expor o filho ao difícil caminho da busca de um emprego, enviando currículos e nunca ser chamado, em processos de seleção que terminam em negativas, faz a ação no lugar do filho e solicita ao amigo empresário o favor de arrumar uma colocação para sua cria. Claro que não há nada de errado em auxiliar um filho em algum momento, mas não podemos tirar dele a oportunidade de enfrentar um desafio.

Assim, esse pai impede o incrível aprendizado que o filho terá, pois as negativas de um processo de seleção o fariam crescer como pessoa, o tornando melhor, num crescendo, até que o emprego adequado simplesmente chegue, no momento que será apropriado. E, a partir daí, será possível à pessoa entender todo o valor da empresa, do seu superior, do trabalho e do seu próprio crescimento, uma vez que realizou as conquistas todas por si mesmo.

Mas pensando que tudo estará certo, o pai simplesmente se engana, pois o dia a dia desse filho trará, diante de si, e inequivocamente, vários "*nãos*" que não estão na mão desse pai, nem tão pouco de seu grande amigo, evitar.

Mas imaginemos a hipótese de essa redoma de vidro alcançar tais níveis na vida desse filho, imagine essa pessoa chegando ao momento derradeiro da morte de seu pai ou de sua mãe? Que redoma de vidro o protegeria desse imenso *não* que a vida lhe impõe?

Esta vida não nos garante a felicidade eterna, não nos garante apenas os *"sins"*, escolhendo-nos para dizer que "esse nunca vai receber um *não*". Não, não é assim que a vida é. Então por que tentar evitar de nos colocarmos diante desses *"nãos"*, que nos colocarão diante de todo o aprendizado que necessitamos para a nossa evolução?

O que pode acontecer quando ouvimos "*nãos*" em demasia na infância? Resposta: tornamo-nos frustrados.

Dizer *não* aos filhos é, na verdade, **uma forma de prevenir que eles tenham maiores sofrimentos ao longo da vida.** A criança que não consegue aguentar uma negação desenvolve comportamentos prejudiciais para lidar com as emoções negativas e a frustração que elas geram. Quando adultos, tornam-se frágeis e suscetíveis aos mais diversos tipos de enganos e frustrações.

A criança precisa receber uma dose equilibrada de *"sins"* e *"nãos"*. O excesso de disciplina causa tantos problemas quanto a ausência dela. Isso significa que elas precisam saber o que podem ou não fazer em determinado momento e o que devem ou não esperar da vida. Esse conhecimento somente é adquirido com uma mistura de ensinamentos positivos e negativos, do uso adequado do *sim* e do *não*. Quando usados adequadamente, o *não* e o *sim* não causam impactos emocionais negativos.

Quando os pais dizem *não* múltiplas vezes, em excesso, fatalmente inserem na mentalidade do filho um sentimento de impotência diante da vida. Pior ainda é o caso em que os pais dizem *não* a toda hora, mas acabam cedendo quando o filho os manipula.

Nesses casos, a criança aprende que o *não* jamais é assim tão importante, e que se ela implorar, chorar, gritar, espernear ou negociar, os pais e qualquer outra pessoa vão dizer *sim*.

E como isso afeta nosso poder de decidir, na vida adulta, quando dizer sim e quando dizer não para as pessoas?

Se uma criança cresce com proibições excessivas, ela chegará à adolescência e à vida adulta sem saber como lidar com as situações que a vida lhe impõe. A sua falta de habilidade acerca do mundo e das pessoas certamente causará ansiedade, estresse e angústia. Elas podem não demonstrar de maneira explícita, mas internalizam os valores passados pelos pais e familiares e os replicam no dia a dia pelo restante de suas vidas. E assim se tornam adultos que provavelmente irão também dizer muitos "*nãos*" aos seus filhos. Ou então assumirão uma postura de querer compensar pelos "*nãos*" que elas mesmas receberam durante sua infância e adolescência, e então optarão pelo contrário, ou seja, dizer muitos "*sins*", não só para os próprios filhos, como também para tudo e para todos com quem se relacionam. É muito importante compreender que tudo em excesso faz mal e que o equilíbrio ponderado é a melhor opção para nossas decisões.

O excesso de "*nãos*" na infância, principalmente quando o indivíduo ainda está desenvolvendo fisicamente seu cérebro e está em plena evolução de suas capacidades emocionais, pode causar efetivamente muitos prejuízos que serão sentidos pelo resto de sua vida. Tira-lhe o interesse de pesquisar, investigar, experimentar, conhecer; ofusca a criatividade e a capacidade de inovar e de sonhar. O ser humano é movido basicamente por "desejos, sonhos e curiosidade", que poderão ser comprometidos caso tenha que conviver em ambientes onde vivencia um excesso de "*nãos*".

Isso não significa que precisamos ser insensíveis e irresponsáveis, deixando de dizer os *nãos* necessários até mesmo à própria segurança da criança inexperiente, deixando-a se expor a todos os tipos de perigos, para que adquiram experiência para a vida. Porém, antes de mais nada, precisamos lembrar que se formos os escolhidos para preparar essas criaturinhas para a vida, temos de fazê-lo com amor e com responsabilidade. É nesse contexto que precisamos ter muita consciência da importância de dosarmos os "*sins*" e os "*nãos*" de maneira correta, quando temos ao nosso encargo a educação de uma criança.

Um "não" ou um "sim" pode salvar sua vida

Muitas pessoas morrem por não dizer *não*. Você acredita nisso? Parece algo radical, não é mesmo? Mas isso é real. Veja: uma pessoa pode dizer *sim* para tudo e para todos, assumindo compromissos em quantidade e complexidade que vão exigir dela um empenho e um esforço hercúleo. E pode fazer isso até que não dê mais conta das demandas assumidas e então começar a se sentir cobrada por algo que nem mesmo é humano que se espere de alguém. E essas cobranças vêm tanto de outras pessoas como de si mesma, uma cobrança interna que pode ser ainda mais dura do que a externa, dependendo de como a pessoa lida com seus compromissos.

Como somos todos egoístas e cada um está pensando em si mesmo, ainda que não percebamos isso, não é raro que as pessoas continuem a solicitar mais e mais favores e ajuda de quem não consegue dizer *não*. Todos querem aquilo que essa pessoa tem de bom, de melhor. Porém, à medida que essa pessoa vai tentando atender a todos, ela se sobrecarrega, até que chega um momento em que não dá mais conta e começa a se sentir frustrada e muitas vezes até depressiva.

Enquanto o tempo passa, a pessoa fica ainda mais triste, chateada, sem saber claramente o motivo. Começa a perder o controle de seus sentimentos até que passa a somatizar essa energia, e acaba tendo dores e doenças físicas. Esses efeitos, se não forem tratados, podem levar a doenças mais graves, como depressão, ansiedade, doenças nervosas, pânico e, por fim, uma depressão severa, levando ao isolamento e até mesmo à morte, em casos extremos.

Essas situações não são tão raras quanto parecem. Como exemplo, posso mencionar o caso de Raquel, uma paciente crônica que sofria de diabetes e que me pediram para atender. Eu fazia com ela um acompanhamento psicológico esporádico, não por sua escolha, mas sim por cumprimento de um procedimento padrão hospitalar para o qual minha participação tinha sido solicitada. Inúmeras vezes solicitei que a medicassem para depressão, para que ela pudesse ter alguma reação e conseguisse ter um raciocínio melhor, e podermos trabalhar em terapia. Infelizmente, minhas solicitações não foram atendidas e Raquel foi se entregando, dizendo não para tudo o que lhe era saudável e positivo, até que veio a óbito.

Houve também o caso de Joana, outra paciente, diabética, que tinha muita dificuldade de lidar com as situações da vida, com as festas e os encontros marcados pelo marido, regados a doces, refrigerantes e álcool. Ela não conseguia dizer não para o marido e para outras pessoas, e por isso sempre estava presente nesses eventos. Para compensar seu desgosto por não ser compreendida, e porque não conseguia olhar para toda aquela fartura de comidas e bebidas presentes nas festas sem que pudesse consumi-las, foi definhando.

SIM ou NÃO

Mesmo depois que amputou seu pé, e depois parte da perna, por conta da doença, sua participação nas festas continuou.

Ambas as pacientes nunca procuraram ajuda psicológica por iniciativa própria, apesar de falarem das suas angústias e de suas dificuldades de lidarem com o sentimento de rejeição. Apenas dividiam suas histórias comigo, porque era parte de um tratamento-padrão hospitalar. Mesmo com atendimentos esporádicos, devido ao fluxo intenso no hospital, aos poucos elas foram criando vínculos suficientes comigo para queixarem-se de suas dores. Mas a falta de autoconhecimento e suas crenças limitantes as levaram para um caminho doloroso.

É claro que estou falando de situações extremas, que levam tempo para ocorrer e são menos frequentes. Mas, por esses exemplos, você pode imaginar quantas situações intermediárias, também graves e indesejáveis, embora em níveis diferentes de comprometimento da saúde das pessoas, podem acontecer nesse processo.

Vamos pensar juntos em outro exemplo, que inicialmente não parece representar um risco de fato, mas que para alguns pode chegar mesmo a consequências muito graves. Quem faz ou já fez faculdade, mestrado, ou outras formações, sabe a imensidão de trabalhos, exercícios e compromissos que isso envolve. Para quem estuda e trabalha, então, a situação é ainda mais complicada. E é bastante comum ouvir aquelas piadas sem graça, quando a pessoa reclama da falta de tempo: "O que você faz da meia-noite às seis? Dorme? Dormir é para os fracos".

A verdade é que, nessa loucura de querer atender a todos os compromissos da empresa em que trabalha e também da faculdade, as pessoas se sobrecarregam e não se dão a opção de ter um descanso digno e merecido. Ou seja, dizem um belo *não* para si mesmas, quando o assunto é tirar um tempo para descansar e repor as energias. E já que elas não dizem *não* para essas cobranças exageradas que fazem a si mesmas, as pessoas acabam dizendo vários *"sins"* para coisas como "tomar refrigerante com café" para ficarem acordadas, depois passam para o uso de energéticos e, mais adiante, sabe-se lá o que mais ingerem para se manterem acordadas e ativas para bancar os esforços de trabalho e de escola. E tudo isso vai evoluindo para quadros cada vez mais graves, com consequências cada vez mais desastrosas.

O fato é que algumas pessoas conseguem, por alguma questão própria, administrar todo esse aparato, mas uma boa maioria começa a atingir graus elevados de estresse, de sensação de incapacidade, até que entre em estados de saúde totalmente comprometedores.

Não é diferente daquelas pessoas que, por algum motivo, não concluem nada e ficam no prazer do agora, nunca tendo uma perspectiva profissional melhor, por não conseguirem dizer não à preguiça e à satisfação de desejos imediatos.

Um pouco de esforço não mata ninguém; tudo é uma questão de equilíbrio e foco no resultado que se busca. É preciso sair dessa armadilha que faz a pessoa ficar olhando os outros progredirem, enquanto ela mesma alimenta as crenças de que não teve sorte na vida e permanece cheia de revolta e tristeza.

Em vez de alimentar uma baixa autoestima e frustrações, é preciso acreditar que também merecemos uma vida digna de prazeres mais duradouros, que elevam nossa autoestima e resultam em orgulho de nós mesmos.

Pois bem, a estas alturas você já pôde concluir que um *não* necessário e que não é dito pode efetivamente complicar muito e até mesmo comprometer sua vida e sua saúde.

Sim, é verdade: um *não* ou um *sim* pode salvar sua vida. Você já entendeu que pessoas podem até mesmo morrer por não serem capazes de dizer *não*. Mas o mais importante é compreender que, mesmo que você não chegue ao ponto de morrer, não saber dizer *não* para situações indesejáveis vai, no mínimo, lhe causar uma série de infortúnios, insatisfações e dissabores. E acredito que você não vai querer isso para sua vida, certo?

Em contrapartida, dizer um *sim* para você mesmo, para o autoconhecimento, para a sua saúde, para seu equilíbrio emocional, pode lhe trazer muito conforto e paz e ajudá-lo a fazer escolhas cada vez melhores em sua vida.

Um "sim", ou um "não", potente e assertivo

Agora que você já sabe como é grande a importância de saber dizer *sim* e dizer *não* nos momentos certos, da forma certa e pelas razões certas, de modo a preservar seus relacionamentos e principalmente a sua saúde física e mental, a sua felicidade e a satisfação com a sua própria vida, é preciso adotar atitudes e criar hábitos que o tornem mais hábil nesse sentido. Esse é o problema a resolver e é com esse enfoque, com esse objetivo, que vamos continuar trabalhando neste livro.

Para ilustrar e reforçar ainda mais a importância de nossas decisões, quero citar aqui um trecho do que o guru indiano Osho disse sobre este assunto: "Minha abordagem é que *sim* e *não* são ambos absolutamente necessários, eles são parte do nosso ritmo interno. O homem que não sabe dizer *não* também não pode dizer *sim*, e se ele disser *sim*, o seu *sim* será impotente. Somente o homem que pode dizer *não* com vitalidade pode dizer *sim* com vitalidade".

Sem nos atermos a qualquer aspecto religioso, podemos, para ilustrar, citar o que disse Jesus sobre este assunto: "Seja, porém, o vosso falar: sim, sim, não, não. Porque o que passa disto é de procedência maligna" (Mateus 5:37). Ou ainda podemos também mencionar o que ensinou Chico Xavier, importante médium brasileiro: "O *sim* pode ser muito agradável em todas as situações; todavia, o *não*, em determinados setores da luta humana, é mais construtivo".

Enfim, uma vez que você já sabe como são os problemas que enfrentamos no nosso dia a dia em nossos relacionamentos, vamos em busca da solução que nos ajude a ser mais conscientes e assertivos nas nossas decisões. Afinal, assim como dizer *sim* de modo adequado, dizer *não* no contexto certo é algo que faz toda a diferença no mundo. Só nos resta cuidar para que essa diferença seja sempre positiva. Que o seu *sim* e o seu *não* sejam potentes e assertivos.

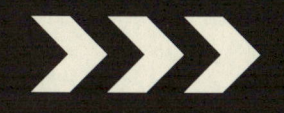

ELEVE A SUA AUTOESTIMA

ELEVE A SUA AUTOESTIMA

A nossa percepção de valor próprio tem a ver com o relacionamento que temos com nós mesmos, assim como com a maneira como nos relacionamos com as pessoas e com os eventos externos.

O ato de valorizar a nós mesmos anda de mãos dadas com a nossa autoestima. Ter uma boa autoestima nos possibilita tomar decisões assertivas, construir bons relacionamentos e ajuda a nos responsabilizarmos pelas escolhas que fazemos na vida. Nossa autoestima é a primeira a ganhar quando aprendemos a nos valorizar. Embora a autovalorização não seja uma tendência natural e nem sempre seja assim tão simples, existem muitas maneiras de começar a caminhar nessa direção.

É comum não termos conhecimento de nossas capacidades, do nosso valor. Existe um exercício que quero lhe propor fazer agora, para dar a você uma ideia de como é possível elevar a sua autoestima de maneiras bem simples e práticas.

1) Escreva em um papel os nomes de três ou quatro pessoas que você admira muito, independentemente de você ter ou não acesso direto a elas, ou de elas serem conhecidas suas ou não, ou se são famosas ou parte de sua família.

SIM ou NÃO

2) A seguir, faça uma lista de todas as coisas que você admira em cada uma dessas pessoas.

3) Depois liste quais dessas características que as pessoas que você admira têm e que você também identifica em você mesmo.

4) Finalmente, acrescente à sua lista pessoal todas as características que você tem e que não percebeu naquelas pessoas.

5) Agora, analise tudo o que você listou e responda: você já reparou que tem todos os atributos das pessoas que mais admira? E ainda tem mais outras características que aquelas pessoas não têm?

Perceba que você é tão admirável quanto aquelas pessoas que você admira. Só que você não se lembra de admirar a si mesmo. Porém, os outros, com certeza, percebem isso em você e, por esse motivo, solicitam tanto a sua atenção e ajuda.

Sugestão: habitue-se a fazer uma análise frequente de todas as suas virtudes e pare de olhar só para suas falhas. Todos temos falhas, sem dúvida. Mas a questão principal aqui é "onde você coloca o seu foco". Sem dúvida que sempre temos que melhorar e evoluir, mas devemos também prestigiar nossas qualidades.

Apenas para consolidar esse exercício, leia novamente a lista de todos os valores e qualidades que você atribui a si mesmo.

Escolha você em primeiro lugar

Vou insistir sempre neste ponto: escolha você em primeiro lugar. Por mais que compreendamos a importância de priorizar nossas necessidades, por mais que saibamos que dizer um *não* justo e adequado pode nos proporcionar maior autoestima e mais satisfação, porque estaremos agindo em prol de nossos interesses, a verdade é que grande parte das pessoas ainda tende a hesitar quando o assunto é escolher a si mesmas, antes de escolher os outros, acreditando que isso será um ato egoísta de sua parte.

Na verdade, isso não é algo novo. Já em 1939 o psicanalista alemão Erich Fromm, em seu ensaio "Egoísmo e amor-próprio", declarou que "a cultura moderna está permeada por um tabu fortemente limitante sobre o egoísmo. Ela ensina que ser egoísta é pecaminoso e que amar os outros é virtuoso".

Fromm argumentou que esse modo de pensar se intensificou de tal forma que gerou um preconceito cultural que teve como infeliz consequência fazer com que as pessoas se sintam culpadas por se colocarem em primeiro lugar em suas vidas. Em outras palavras, a maioria das pessoas passou a acreditar que é errado e egoísta demonstrar por si mesmas um amor-próprio saudável, que o psicanalista define como "a afirmação apaixonada e o respeito pela própria felicidade, crescimento e liberdade".

Mais recentemente, a Dra. Rachel Goldman, psicóloga clínica com especialização em saúde e bem-estar e professora assistente da New York University, falou em um "egoísmo saudável". Explicando, Goldman afirmou que quando se trata de nossa saúde e bem-estar, temos que ser mesmo um pouco egoístas.

Embora todo mundo lute contra a palavra "egoísta", por ter uma conotação negativa, é preciso levar em conta que nós somos as pessoas que mais importam para nós mesmos. E isso é algo totalmente natural e não deve ser negado.

SIM ou NÃO

É importante compreender e aceitar que todos nós merecemos fazer coisas que nos façam nos sentir melhores e que promovam o nosso bem-estar físico e emocional. Negar isso, ou deixar isso em segundo plano, só causa dor, frustração e, em geral, tende a prejudicar nossos relacionamentos com as pessoas ao nosso redor.

É preciso aprender a escolher você em primeiro lugar, sem se sentir culpado por isso. Todos temos as nossas necessidades e temos o direito de satisfazê-las, sem nos sentirmos como se fôssemos as piores das criaturas.

As consequências de não escolher a si mesmo em primeiro lugar

Existem muitas coisas em jogo em cada uma de nossas escolhas. Optar por ignorar nossas necessidades e dizer *não* frequentemente a nós mesmos pode trazer duras consequências para a nossa vida. Diante da tendência que temos de nos preocuparmos demais com os outros, de querer ser útil a todos aqueles que nos importam e de cuidar de todo mundo que precise de ajuda, precisamos ser cuidadosos e comedidos.

Compreenda que não estou dizendo que devemos ser insensíveis às necessidades alheias, nem que devemos fechar os olhos quando podemos efetivamente ser úteis para alguém. Mas precisamos, qualquer que seja o caso, priorizar a nós mesmos em nossas decisões. Fazer o bem, ajudar o próximo, ser solidário e altruísta é louvável e até mesmo pode ter benefícios para nós mesmos em determinados momentos. Porém, na maioria das vezes, o que acontece é que acabamos passando a maior parte do nosso tempo nos preocupando com os outros e, literalmente, nos ocupando com problemas que não nos pertencem e esquecendo de cuidar da nossa própria vida – ou nos comprometemos tanto com os problemas dos outros que nos falta tempo e energia para cuidar dos nossos próprios dilemas.

Todos sabemos que tudo na vida tem um preço. Assim, chega um momento que o nosso corpo e nossa mente apresentam sua conta. O tempo e energia que despendemos para cuidar dos outros começam a nos fazer falta, e com isso passamos a nos sentir mal com nós mesmos e com o tipo de vida que estamos levando. De repente, nossa vida estará virada de ponta-cabeça, e nosso corpo e mente começarão a dar sinais de que já passou da hora de nos colocarmos em primeiro lugar, de nos valorizarmos devidamente. Por exemplo, estes são alguns desses possíveis sinais de que estamos extrapolando na nossa ocupação com os dilemas dos outros:

- **Autocensura e culpa**. Quando não conseguimos expressar nossos desejos e suprir nossas necessidades pessoais, é comum que nos cobremos por isso, nos condenemos por não cumprir o que é necessário e acabemos carregando um sentimento de culpa por não darmos conta do que é importante em nossa vida.

- **Desconforto emocional**. Ansiedade, tristeza e irritabilidade são comuns quando estamos sobrecarregados com compromissos que assumimos com os outros e frustrados porque não temos tempo para nós mesmos.

- **Desconforto físico**. Cansaço, dores diversas e até mesmo doenças crônicas costumam surgir quando exigimos de nós mesmos um empenho além do natural, em função de termos de atender às demandas de outras pessoas.

SIM ou NÃO

- **Explosões de raiva**. Devido ao acúmulo de desconfortos que não conseguimos expressar, é bastante natural que um sentimento de raiva surja e se acumule até que extrapole os nossos limites. Reflita: qual é a pior raiva, a que você sente do outro ou a que sente de si mesmo, devido a um pedido que recebeu e ao qual não respondeu com o *não* que você de fato queria responder? Não é incomum depositar no outro a raiva que temos de nós mesmos, por não sermos assertivos.

- **Problemas de relacionamentos**. Por não deixar claro o que realmente queremos e nos obrigarmos a viver em função do que os outros querem, invariavelmente iremos ter problemas de relacionamentos interpessoais. Existe o risco até de perder a própria "identidade", ser o que não é quando está em um relacionamento, por medo de ser rejeitado.

- **Sentimento de estar sendo usado**. Chega uma hora em que vamos nos dar conta de que estamos sendo abusados em nossa boa vontade, isto é, de que estamos sendo usados pelos outros para atingirem seus próprios interesses.

- **Sentimento de inferioridade**. Quando você se preocupa mais em cuidar dos problemas dos outros do que em se ocupar dos seus próprios dissabores, sua autoestima fica baixa e surge um sentimento de inferioridade.

- **Sentimento de insatisfação**. É algo inevitável que quando você não cuida de resolver o que o incomoda e é importante na sua vida, a insatisfação vai se instalar em seu coração.

- **Sentimento de solidão**. Quando só você cuida dos outros, é bem possível que as pessoas não entendam que você também precisa de cuidados. Isso acaba trazendo o sentimento de que ninguém o compreende ou se importa com você. A partir daí, o sentimento de solidão é inevitável.

Tenham claros seus motivos para dizer "não"

Quando nossa proposta é aprender a dizer *não*, a primeira coisa que precisamos fazer é buscar meios que possibilitem nos conhecermos melhor, de maneira que possamos determinar aquilo que é realmente relevante para nossas vidas. Esse é o passo mais importante: conhecer quais são nossas prioridades que tornam claros os nossos motivos para dizer *não* quando necessário.

Quanto mais nos conhecemos, quanto mais consciência temos sobre o que queremos, o que estamos fazendo e o motivo de nossas escolhas, mais fortes e seguros nos tornamos. Descobrir nossas fragilidades e potencialidades, aprender a lidar com nossos sentimentos e a nos valorizar é o caminho que nos levará a usufruir de melhores resultados e a conquistar admiração e respeito.

Mesmo que nunca tenhamos parado para pensar sobre isso, existem muitas vantagens em aprender a dizer *não*, todas elas com o poder de nos levar mais próximos de uma vida mais plena, realizada e feliz. Vamos pensar juntos sobre algumas atitudes que nos ajudam a entender nossos motivos para dizer *não* e aperfeiçoar a nossa habilidade de fazê-lo.

- **Acreditar que você tem o controle da sua vida, porque sabe e pode dizer *não*:** grande parte das pessoas que têm dificuldade de dizer *não* carrega uma crença de que não o consegue fazer. Por isso é importante entender e acreditar que, na verdade, todos nós temos a capacidade de dizer e realizar qualquer coisa que desejarmos. Inclusive dizer *não* quando nos convém.

- **Aprender a ouvir:** quando alguém lhe pede algo, ouvir atentamente irá facilitar você a prestar atenção no discurso, analisar os seus próprios motivos, entender os motivos do pedido da pessoa e verificar a coerência dos fatos, a fim de que possa decidir e escolher melhor o seu *sim* ou *não*. Aqui é importante ter muito cuidado com os discursos de vitimização, que normalmente são provenientes de pessoas que necessitam simplesmente de atenção.

- **Aprender a pensar nas consequências de cada escolha:** coloque as possibilidades na sua balança "virtual", antes de tomar uma decisão. Verifique o que tem maior peso, ou seja, em que caso você perde mais: se disser *sim* ou se disser *não*. Pensar nas consequências de suas decisões também é um modo importante de decidir de maneira mais acertada. Afinal, é sábio lembrar que não vivemos isolados e que um dia também poderemos precisar daquelas pessoas que hoje nos pedem algo. Analise com seriedade quão delicada é a situação para a pessoa que pediu sua ajuda, o quanto essa pessoa é importante para você e qual o tamanho do sacrifício que precisará fazer se disser um *sim* a ela. Pese com cuidado todos os fatores, para decidir de modo que o seu *não* seja dito de modo consciente e assertivo, quando se mostrar adequado e necessário.

- **Aprender a respeitar-se cada vez mais:** o autorrespeito aumenta quando aprendemos a dizer *não*, não somente para os outros, mas também para nós mesmos, quando se tratar de querer continuar sustentando algo que nos traga sofrimento, como, por exemplo, manter relacionamentos abusivos, seja com companheiros, amigos, familiares, ou outros quaisquer. Passamos a respeitar mais a nós mesmos quando aprendemos a dizer *não*, em especial quando estamos inclinados a dizer *sim* para algo que nos faça mal, como comer demais, trabalhar demais e outros vícios de comportamento que sustentamos. Tudo aquilo que é extremo ou radical pode ocasionar prejuízos em outras áreas da vida. Respeitar seu tempo, seu físico, sua mente, entender que é preciso ter equilíbrio em tudo o que se faz, com certeza, vai auxiliar você a dizer *não* para aquilo que o tira do seu eixo vital. Nunca deixe que a desorganização dos outros torne sua vida uma bagunça, um caos.

- **Avaliar o seu tempo disponível**: aprender a dizer *não* deve passar pelo hábito de analisar o tempo de que dispomos, frente aos diversos compromissos que temos. Verificar se o tempo que temos disponível – se é que temos algum – é suficiente para realizar nossos objetivos e ainda assumir algum compromisso a mais com outras pessoas é fundamental para responder *sim* ou *não* a alguma solicitação que nos fizerem. Precisamos estar certos de que conseguiremos atender às nossas próprias necessidades e demandas, e só então pensar no quanto nossas respostas vão influenciar no comprometimento da nossa felicidade e realização e também no nosso relacionamento com a outra pessoa. Pese com cuidado esses fatores e use da melhor forma possível o tempo de que você dispõe.

- **Construir um "eu" mais autoafirmativo:** você não precisa concordar com tudo que lhe pedem. É seu direito ser determinado, defender aquilo em que acredita e dizer *não* para o que não lhe convém. Caso contrário, será visto como uma pessoa sem firmeza e com falta de determinação. Quando isso acontecer, vai ficar muito mais difícil você dizer *não* para as pessoas.

- **Controlar a arrogância e a prepotência:** quem responde impulsivamente porque acha que sabe de tudo acaba por ser pego em sua própria armadilha. Uma das vantagens de aprender a dizer *não* é que isso nos ajuda a pensar e analisar cada situação antes de responder, o que contribui para diminuir os nossos níveis de arrogância e prepotência, de maneira que criamos melhores condições de nos relacionarmos com todos.

- **Cuidar da sua saúde em primeiro lugar:** saber dizer *não* é uma forma de respeito pelo seu organismo, um cuidado com sua integridade física e mental. Entenda que é normal cada um pensar em si mesmo, antes de pensar nos outros. Nada há de errado nisso. Afinal, qual é a pessoa mais importante na sua vida? É você mesmo, é claro. Dê a si mesmo a devida importância, reflita sobre sua saúde e cuide-se melhor. Lembre-se que até para ajudar alguém é necessário você estar bem antes de mais nada. Dizer *sim* o tempo todo para as pessoas pode sobrecarregá-lo e gerar estresse, ou doenças mais graves, como a depressão, por exemplo. É importante ter isso em mente sempre, porque muitas vezes nos envolvemos em ações, no nosso trabalho, por exemplo, em que somos abusados de todas as formas, vamos "engolindo sapos", nos estressando e não nos damos conta que nossa saúde está se degradando rapidamente. É preciso ficar atento a essas situações e aos riscos que elas apresentam com relação à nossa saúde.

- **Cultivar a sinceridade:** aprender a dizer *não*, desde que não seja de uma maneira seca, arrogante ou egoísta, valoriza a sua opinião e as suas decisões. A sinceridade é uma virtude muito valorizada e com ela você atrai pessoas com a mesma energia e sincronicidade sua, facilitando suas relações. Assim, as pessoas podem agradar você, visto que elas o conhecem e sabem do que gosta ou não. Se você não se manifestar de maneira sincera, ao dizer um *sim* ou um *não*, não poderá reclamar de que as pessoas não se interessam por sua opinião e não sabem sobre seus valores e suas preferências.

- **Deixar de ser ingênuo e de se sentir explorado:** afinal, quem gosta de sentir que estão se aproveitando de sua boa vontade, não é mesmo? Saber dizer *não* mostra às pessoas que você tem bom senso e critérios para atender, ou não, às solicitações que lhe são feitas. Assim, você se torna mais senhor de si mesmo e não se deixa manipular ou explorar por outras pessoas.

- **Desenvolver uma postura educada para quando precisar falar *não*:** é preciso aprender a falar com calma, com o tom de voz baixo, não falar de forma ríspida ou grosseira, ser gentil e protetor, mesmo quando sua resposta for *não*. É importante notar que, para dizer um *não*, não é necessário romper com o outro. O *não* é só um *não*. E ponto! É uma negativa para algo que está se apresentando e não uma negativa para aquela pessoa a que você está respondendo.

- **Desenvolver uma postura justa e benevolente com todos:** desse modo, você não terá sentimentos de culpa pelo que fez ou deixou de fazer. Procure compreender bem a situação que se apresenta, não desmereça o pedido, seja bondoso e justo e ao mesmo tempo se valorize. Lembre-se de que você tem todo o direito de dizer *não*. O sentimento de culpa é um grande sabotador das nossas decisões. Tenha em mente que só você sabe dos seus compromissos e de suas necessidades e não tem nenhuma obrigação de agradar a todos às custas de sacrificar a si mesmo. Quando digo para você ser justo e benevolente, digo também que isso deve acontecer com relação aos outros, mas principalmente também com relação a si mesmo.

- **Elevar sua coragem:** cara feia não mata ninguém e a chateação de receber um *não* dura pouco tempo. Caso a outra pessoa não entenda o seu *não*, é porque só consegue olhar para ela mesma e, assim, não merece seu carinho e sua amizade. Por isso, não tema ao tomar suas decisões. Em relacionamentos saudáveis, as pessoas devem ter a liberdade de se expressar e se comunicar sem prejulgamentos. Um *não* dito com fundamento não o faz perder uma amizade – se perder, é porque nunca foi amizade de verdade. Pensando sobre isso tudo, cada *não* que você disser com convicção e propriedade vai ajudá-lo a aumentar a sua coragem de se posicionar corretamente quando alguém lhe pedir algo.

- **Estar em paz consigo mesmo:** quando você sabe dizer *não* de uma forma adequada e coerente, pode ficar em paz consigo mesmo, sem se cobrar coisas que não são de sua responsabilidade. Quando diz um *não* apropriado, você não fica brigando consigo mesmo, triste, ou insatisfeito com suas decisões, o que evita que ao longo do tempo sinta raiva de si mesmo ou que caia em algum tipo de frustração, decepção ou mesmo depressão.

- **Ter foco:** quando você não está organizado, não está focado naquilo que lhe cabe fazer, se perde e não sabe por que motivos tem que dizer *não*. O foco nos objetivos e metas faz com que você tenha um limite para cada uma das atividades que são importantes, evitando que elas se tornem urgentes ou que fiquem deixadas de lado, não concluídas. Portanto, fica mais fácil dizer *sim* ou *não* para qualquer solicitação que vier de fora e não tiver nada a ver com aquilo a que você esteja se dedicando no momento. Nesses casos, para continuar focado e cumprindo bem o seu papel naquilo que está fazendo, é sempre bom ter em mente que o seu primeiro e melhor *sim* deve ser para você mesmo.

- **Melhorar a qualidade do que você faz:** não se pode conceder tudo a todos; as horas do dia não esticam só porque você gostaria de ajudar todo mundo. Assumir mais responsabilidades do que pode executar compromete a qualidade do seu trabalho, em toda e qualquer coisa que você faça. Seja um bolo ou um relatório, se o tempo que você dedica a fazê-lo for restrito, não terá a mesma qualidade e denotará falta de competência. Dizer *não* para as coisas certas permite que você faça com muito mais qualidade tudo aquilo para o que disse um *sim*.

- **Não se estressar:** uma das principais vantagens de saber dizer *não* é não acumular estresse por conta das falhas dos outros. É importante entender que algumas pessoas não podem ser ajudadas, visto que tudo o que você fizer não estará de acordo com o que elas querem ou realmente precisam. São pessoas que nunca estão satisfeitas, que sempre querem mais. Dessa forma, você será considerado "o culpado" por tudo o que der errado na vida delas, e tudo o que não estiver perfeito será atribuído ao fato de que foi você quem fez. Dizer *não* a essas pessoas é ensinar-lhes um pouco de humildade e ajudá-las a aceitar aquilo que é possível e o que é impossível de ser feito.

- **Garantir limites claros para um *sim* que você tenha dito:** uma das grandes vantagens em aprender a dizer *não* é poder garantir limites claros para um *sim* que você tenha dito. É importante entender que dizer *sim*, em qualquer que seja a situação, não significa que aceitamos tudo o que vem como decorrência dessa nossa decisão. Mesmo quando dizemos *sim*, as pessoas têm que saber que existem limites, tais como quantas horas podemos dedicar àquilo, qual é a quantidade de trabalho que podemos dedicar, que tipo de auxílio podemos dar, o que conseguimos fazer e o que não, que tipo de interferência podemos aceitar, entre outras condições que precisam ser respeitadas. Portanto, seja coerente e imponha limites para o *sim* que você deu. Isso denota organização, respeito no âmbito familiar, liderança e profissionalismo, além de comprometimento com seus resultados.

- **Respeitar regras:** dizer *não* a tudo que está fora das normas, regras e leis é também respeitar-se, visto que será você mesmo quem sofrerá as consequências de seus atos. A primeira pessoa que você tem que proteger é você mesmo. Um grande problema pode começar com um simples *sim* na hora ou na situação errada. Imponha limites a si mesmo, quando sentir que regras correm o risco de serem quebradas. Se você não concorda com algo que lhe pedem, não faça, não fique prisioneiro dessa situação. Lembre-se que nestes casos o *não* é libertador.

- **Responsabilizar-se por aquilo que decide:** aprender a dizer *não* contribui para você parar de colocar a culpa no outro. Se a escolha é sua, a responsabilidade também é. Se você fez a escolha, assuma isso. Argumentar que somente porque o outro é exigente, crítico, chato, briguento, ou que não entende seus motivos, é só uma forma de arrumar desculpas e não se responsabilizar. Se você abriu mão da sua vontade, então assuma a responsabilidade por isso. Veja quanto essa sua escolha o prejudicou e procure aprender com isso. A culpa é sua e não de quem pediu. Se continuar culpando os outros, passará a ideia de alguém que não assume o que faz, de incredibilidade. Responsabilizar-se por aquilo que decide é que o leva a ganhar o respeito das pessoas e de si mesmo.

- **Selecionar onde você vai colocar suas energias:** o *não* pode ser um grande fator do nosso equilíbrio emocional, já que existem pessoas que literalmente sugam nossas energias e nos fazem ficar angustiados. Isso não quer dizer que elas sejam pessoas ruins, mas simplesmente que são negativas e precisam de outras pessoas para se manterem equilibradas, normalmente deixando os outros com um cansaço extremo e sem energia. Selecionar a quem dizer *sim* não é simplesmente abandonar outras pessoas e sempre dizer *não* a elas, ou excluir certas pessoas da sua vida – até mesmo porque essas pessoas negativas podem ser a sua mãe, o seu filho, o seu melhor amigo –, mas significa saber qual é o dia, momento e local em que você pode dar atenção a elas, de modo consciente e adequado. Selecione com critério e muito cuidado a quem você vai agradar. Quando algo lhe faz mal, dizer *não* é um ato de amor por si mesmo e também pelo outro, uma vez que caso sua energia não esteja boa em determinado momento, você não poderá efetivamente auxiliar ninguém nessas condições – nem mesmo a si próprio. Se você não está bem o suficiente, também não conseguirá deixar o outro bem.

- **Ser honesto para não ter constrangimentos depois:** evitar dar desculpas esfarrapadas ou comuns, que as pessoas sabem que não são verdadeiras, ou que venham a descobrir isso depois. Se isso acontecer, você perderá a credibilidade, o que pode fazer com que não receba mais convites, consultas ou pedidos de ajuda reais, ou ainda que não seja atendido quando por sua vez precisar da ajuda de alguém. Se você não for confiável, e não fizer jus ao que busca, se não tiver merecimento, provavelmente não lhe será dado o direito de usufruir de algo que realmente precise.

- **Trabalhar bem a sua própria carência:** uma das grandes vantagens de aprender a dizer *não* de modo adequado é poder trabalhar a sua própria carência sem medo do que os outros vão pensar a seu respeito. Desse modo, você deixa de ser um prisioneiro social, deixa de ser escravo dos pensamentos sociais. O respeito por si mesmo em geral é muito bem-visto em todos os lugares onde você se apresenta e por todos com quem convive.

Enfim, conhecer as nossas necessidades e colocá-las em primeiro lugar dentre as nossas prioridades é fundamental para que possamos efetivamente construir o hábito de dizer *não* de uma maneira assertiva e realista. Quanto mais nos conhecemos, mais fortes e seguros nos tornamos e, por consequência, decidimos com mais acerto. Esse é o melhor caminho para que possamos usufruir de melhores resultados e conquistar a admiração e o respeito das pessoas, além de cultivarmos atitudes que tenham o poder de nos levar para uma vida mais plena, realizada e feliz. Ser verdadeiro, sem ser arrogante, gera a liberdade física e mental necessária à saúde e à convivência com as pessoas.

Comportamentos saudáveis e desejáveis

Em todo e qualquer relacionamento, é preciso valorizar mais a nós mesmos, para que possamos efetivamente valorizar as demais pessoas. Portanto, cultivar comportamentos saudáveis e desejáveis é parte importante para calibrar e equilibrar cada passo que damos no dia a dia.

Cada um de nós tem o direito de buscar se conhecer melhor e saber o que é essencial para viver satisfeito e feliz, valorizando-se e se permitindo alcançar seus objetivos com autoconfiança, fé, motivação e foco, sem o fantasma da culpa. Dizer *sim* para os outros quando isso significa um *não* para nós mesmos, quando esse *não* significa abrir mão de comportamentos saudáveis para chegar aonde queremos e merecemos, não só é injusto para conosco, como pode ser injusto também com os outros.

Comportamentos saudáveis são essenciais para a nossa sobrevivência, como, por exemplo, dormir e comer de maneira correta e consciente. Dizemos que esses são comportamentos associados a um "egoísmo saudável". Porém, para sermos saudáveis de verdade, só isso não basta. Precisamos também desenvolver outros comportamentos,

> "A DIFERENÇA ENTRE PESSOAS COMUNS E PESSOAS BEM-SUCEDIDAS É O FATO DE QUE OS INDIVÍDUOS DE SUCESSO DIZEM 'NÃO' PARA QUASE TUDO."
>
> WARREN BUFFETT

como reservar um tempo do dia só para nós, para relaxar e aliviar o estresse. Para alguns de nós, esse tempo pode ser usado para correr em um parque, ou ir para a academia; para outros, pode significar um banho tranquilo e relaxante, e assim por diante. Cada pessoa sabe o que funciona melhor para si.

Seja o que for que lhe dê prazer e tranquilidade, esse tempo é necessário para lhe permitir não apenas descansar e relaxar, mas também redirecionar o foco de suas ações, de maneira que você seja mais capaz e produtivo na hora de realizar o que for preciso no seu dia a dia. Sem esses comportamentos e atos de "egoísmo saudável", acabaremos nos esgotando, nos desvalorizando e não seremos produtivos em nenhum aspecto de nossa vida, seja pessoal ou profissional.

É muito importante que nos autovalorizemos, que construamos uma bela imagem de nós mesmos, que aprimoremos a forma como cuidamos da nossa autoestima. Assim, é essencial observar atentamente para descobrir do que precisamos para funcionar da melhor maneira possível. É necessário cuidar da saúde física e emocional, cuidar de nós mesmos com um senso de "egoísmo saudável".

Portanto, da próxima vez que você sentir que está precisando ir para a academia, ou dar uma caminhada, ou apenas perceber que está precisando de umas horas extras de sono, procure não se sentir culpado por isso. Seu corpo e sua mente estão lhe dizendo algo importante e necessário para o equilíbrio de sua saúde, em todos os aspectos possíveis. Então, aceite o que é totalmente natural, decida dar-se essa atenção e faça o que sentir que vai ajudá-lo a recuperar suas forças, sua energia e a sua paz.

Lembre-se de que nem todos entenderão esses comportamentos associados ao "egoísmo saudável". Portanto, quando houver essa necessidade, é sua tarefa pedir o apoio das pessoas com quem convive. Explique a elas que é disso que você está precisando naquele momento e não abra mão do que sente e necessita.

Diga "não" quando tiver que dizer "não"

Diz a Bíblia: "Que o seu *sim* seja sim e o seu *não* seja não". Tudo o que sair disso só dá confusão, prejuízo e insatisfação. E, por fim, a sua credibilidade e a sua felicidade é que sofrem as consequências desse modo de agir incoerente.

Normalmente damos "muitas voltas" e nos justificamos excessivamente antes de dizer um *não*. Muitas vezes nos incomodamos tanto com a sensação de culpa por dizer um *não* que acabamos por dizer *sim*. O que faz com que a outra pessoa perceba o quanto estamos inseguros da nossa decisão. Um "talvez", ou "vou ver", pode ser interpretado de acordo com o que o outro deseja, e ele pode criar expectativas. Assim, quando você responder o contrário do que ele deseja, a frustração será muito maior e muitas vezes vai gerar um desgaste nessa relação. Quanto antes der sua resposta de forma firme, menos expectativas e esperanças o outro terá e mais fácil será para ele aceitar a sua argumentação.

Vale a pena lembrar aqui que para dizer um *não* forte e convincente, a palavra mais forte e definitiva que devemos usar é o "*não*". Não temos que ficar na dúvida e nem ficar pisando em ovos quando um *não* tem que ser dito. Que fique claro que o seu *não* é realmente um *não* e nunca um "talvez". *Não é não*, e ponto final.

A falta de autenticidade, de uma comunicação assertiva, de uma decisão bem tomada, pode trazer grandes dificuldades para todos – tanto para quem diz o *não* quanto para quem o recebe. É claro que um *não* jamais precisa ser grosseiro, agressivo, ofensivo ou humilhante para quem o recebe. E nem para quem o dá como resposta.

Portanto, quando tiver que dizer um *não*, procure ser gentil e breve, indo direto ao ponto. Fale com um tom firme, deixando claro que você não vai mudar de ideia. Mas o mais importante é ter em mente que é fundamental dizer *não* quando você tiver que dizer *não*.

Em geral, o brasileiro tem muita dificuldade em dizer *não*. Como temos uma tendência a querer atender o outro, para não parecer uma pessoa desagradável, normalmente a nossa resposta, que deveria ser um *não*, que desagradaria o outro, acaba se transformando em um *sim*, ou então dizemos qualquer coisa que deixe a situação em aberto. Ou seja, é um *não*, mas o outro fica com uma sensação de que é um *sim*. Mas, no final das contas, aquilo que ficou subentendido como um *sim* não acontece nunca, gerando frustração acontecendo; e, de forma atrasada, o desagrado também chega.

Diga "sim" quando tiver que dizer "sim"

Já falamos bastante sobre a importância de se dizer um *não* para nos preservarmos e priorizar as nossas próprias necessidades.

Da mesma forma, é preciso entender que um *sim* também tem seu espaço e precisa ser dito quando se mostra como a melhor opção. Mas fique atento para não cair na tentação de banalizar o seu *sim*. O verdadeiro equilíbrio nos relacionamentos está no uso adequado de "*sim*s" e "*não*s". É muito importante compreender que o seu *sim* somente terá valor quando você tiver o hábito de dizer *não* para as coisas com que não concorde ou que não queira assumir como compromisso seu.

É bom lembrar também que existem muitos casos em que cuidar

das nossas necessidades e prioridades tem a ver justamente com dizermos *sim* para algo que nos é pedido ou proposto. Ou seja, de novo, precisamos buscar o equilíbrio. Assim como um *sim* não deve ser a resposta para todas as questões, um *não* também não deve ser a única resposta que temos para oferecer. Quando podemos e convém dizer *sim*, devemos dizer esse *sim*.

É preciso dizer *sim*, quando adequado, sem medo, respeitando suas aspirações, valores e objetivos de vida. A pessoa que sabe lidar de forma consciente com seus sentimentos não precisa disfarçá-los, não é vista como ameaça e se mostra autêntica o tempo todo. Desse modo, tanto o *sim* como o *não* são boas opções de respostas que ela pode dar para quem lhe pede algo, dependendo apenas de uma análise consciente de cada situação, para verificar em que caso cada uma dessas respostas se aplica melhor.

O *não* faz parte do jogo da vida, assim como o *sim*. Mas é preciso estar consciente de que devemos dizer *sim* quando tivermos que dizer *sim* e *não* quando tivermos que dizer *não*. Tudo isso buscando sempre o equilíbrio necessário a cada caso.

Busque a ajuda de profissionais especializados

Nem sempre é fácil exercermos a nossa vontade e o nosso livre-arbítrio em um mundo cheio de pressões e cobranças, além de extremamente agitado. Muitas vezes é preciso coragem para buscar aquilo que nos traz satisfação. Da mesma forma, dizer *não* para as pessoas costuma não ser algo simples, mesmo quando temos certeza de que isso é o melhor a fazer.

Buscar ajuda profissional para cuidar desses nossos dilemas é algo que pode nos trazer novas perspectivas, que refletirão positivamente na nossa autoestima e autovalorização. Nossos comportamentos e respostas estão associados a nossas vivências e experiências e, por esse motivo, muitas vezes não encontramos uma solução adequada por nós mesmos. Mas um profissional que tem experiência pode nos mostrar novos caminhos e uma nova forma de olhar para a mesma situação. Trazendo, assim, soluções para aquilo que, por conta do nosso padrão e vícios limitantes, ainda não conseguimos perceber. Dessa forma, nos capacitaremos, analisando melhor cada caso com a ajuda de um profissional competente, a fazer escolhas com mais consciência e liberdade, criando a segurança necessária para dizer os nossos *"sins"* e *"nãos"* com mais naturalidade e autenticidade, construindo assim uma vida mais feliz e verdadeira, com menos culpas e aflições.

Adotar a psicoterapia como uma opção para fortalecer a sua autoestima e o seu senso de valor próprio vai se mostrar algo extremamente benéfico para a sua capacidade de se relacionar de modo mais saudável consigo mesmo e com as pessoas à sua volta. A psicoterapia é um excelente apoio para que as pessoas possam ser tratadas de modo eficaz, que comprovadamente facilita o caminho do autoconhecimento, amplia sua inteligência emocional e acelera seu processo de desenvolvimento evolutivo, promovendo a elevação da autoestima e o senso de valorização de si mesmo.

Com a ajuda de profissionais da psicoterapia, é possível aprender modelos terapêuticos que transformam a nossa mente e o nosso comportamento, nos ajudando a desenvolver as habilidades para desafiar nossos diálogos internos e abordar e solucionar nossos traumas passados, responsáveis por uma eventual baixa autoestima e falta de autovalorização. Além do que a ajuda de profissionais dessa área nos proporciona ferramentas para desenvolver estratégias saudáveis de enfrentamento de nossas dificuldades, inclusive uma possível dificuldade de dizer *não* quando necessário.

E é muito interessante perceber que, quando uma pessoa que só diz *sim*, inicia um processo psicoterápico e começa a aprender a dizer *não* também, ela começa a receber alguns *feedbacks* de pessoas que estavam acostumadas em receber seus *"sins"* e passaram a receber alguns *nãos* para variar um pouco. As pessoas começam a estranhar esse comportamento e normalmente começam a dizer que a terapia não está lhes fazendo bem, pois ela "está piorando". Porém, são esses mesmos *feedbacks* que nos dizem que o caminho da psicoterapia está correto.

Goste mais de si mesmo

Embora o relacionamento que temos com nós mesmos seja o mais importante e o mais duradouro que existe – afinal, convivemos conosco 24 horas por dia, durante todos os dias de nossa vida –, nem sempre nos dedicamos a estabelecer um vínculo amoroso de qualidade conosco. Por incrível que pareça, colocamos muito mais esforço em amar aos outros, na esperança de que os outros nos amem em retorno.

Amar a nós mesmos é nos valorizarmos, é nos percebermos como alguém merecedor de atenção, respeito e admiração. É nos vermos dignos de oportunidades interessantes, capazes de atingir objetivos desafiadores. É conhecermos a nós mesmos e saber entender nossas particularidades como sinônimo de autenticidade. É estarmos em paz com nossas próprias características, buscando uma vida condizente com um senso autêntico de amor-próprio.

Amar a nós mesmos é entender que tentar agradar todo mundo é uma luta em vão, mesmo porque muitas pessoas nunca se sentirão satisfeitas de verdade por completo. Portanto, saber dizer *não* é também ter a habilidade de evitar colocar a sua energia em situações improdutivas, com pessoas que não merecem a sua preocupação.

Quando nos concentramos em amar a nós mesmos e na nossa autovalorização, em vez de tentar fazer com que os outros nos amem, construímos a nossa autoestima e quebramos padrões de dependência dos outros, para então podermos formar relacionamentos mais saudáveis e felizes – tanto com a gente mesmo quanto com os outros.

Em resumo, o grande segredo de ter segurança e satisfação na vida passa por amarmos a nós mesmos, mais do que a qualquer outra pessoa. Isso é perfeito, é legal, é saudável e é o único jeito de efetivamente cuidarmos de nós mesmos, enquanto nos estruturamos para também poder ajudar adequadamente os outros, quando isso realmente for necessário e benevolente.

Lembre-se de um dos maiores ensinamentos que o homem já recebeu: "Amar ao próximo como a ti mesmo". Então, antes de tudo, é preciso amar a si mesmo. Não adianta querermos que as pessoas nos amem se nós mesmos não nos amamos. Então, ame-se muito e, quem sabe, alguém também o ame um dia. Mas amando a nós mesmos, se alguém resolver não nos amar, isto já será simplesmente um detalhe que não nos afetará tanto.

Goste mais das pessoas

Gostar mais das pessoas começa por aprender a controlar a impulsividade, passa por termos capacidade de julgamento, inclui saber pedir desculpas, reconhecer nossos erros e entender que nem tudo é uma competição e que ser superior é fazer a coisa certa e não tentar provar que estamos certos o tempo todo.

SIM ou NÃO

Não se busca a superioridade e a prosperidade competindo com as pessoas. A convicção de que se está sempre certo denota que o outro está sempre errado. Pense na competição com um filho, por exemplo: se você achar que está sempre certo, significa que seu filho estará sempre errado. Assim, é enorme a possibilidade dessa criança crescer com baixa autoestima, ter sentimento de inferioridade, ou ser agressiva, recorrer a burlar regras, chamar a atenção de forma inadequada e vir a ter complicações em seus relacionamentos futuros. Visto que ela está em desenvolvimento e você é o modelo em que se inspira, mesmo que a criança o contrarie, busque meios para tentar compreender o que ela quer dizer, qual é a interpretação que tem das coisas e quais são os seus sentimentos. Se você apenas se opuser ao que ela diz e faz, a criança passará a acreditar na sua mensagem de que ela está sempre errada e se sentirá "inferior". Afinal, essa será a mensagem que você estará passando a ela.

Pode ser que você esteja certo, mas compreendendo os sentimentos dela, além de dizer que respeita o que ela sente e pensa, você terá também uma abertura maior para que ela o ouça em sua explicação e orientação. Por outro lado, pode ser que você esteja errado, e assim terá a oportunidade de perceber a situação sob outro ângulo, outra perspectiva, e então orientar a criança da maneira mais correta, sem implantar nela sentimentos de injustiça, incapacidade, entre outros complicadores.

Outro exemplo é na competição com um colega de trabalho, onde você não valoriza o que o outro faz. Isso pode levar a uma situação em que você não tenha um parceiro quando precisar do auxílio dele, porque ele não estará disponível para atendê-lo. É necessário que a pessoa se sinta valorizada e amada, reconhecida, para que faça um esforço além do que precisa para ela própria, em função de ajudar outra pessoa. Cada pessoa tem um motivador para ajudar os outros, e a competição não saudável, a competição que coloca o outro como inferior, desmotiva qualquer um. Isso é muito perigoso, pois nossos resultados sempre dependem da cooperação de outras pessoas, em diferentes áreas ou departamentos. Não existe qualquer trabalho ou relacionamento que progrida sem boas interações interpessoais.

A competição desleal, a luta por estar sempre por cima e deixar os outros por baixo, a disputa indiscriminada pelas melhores posições e a necessidade de vencer sempre geram um desgaste imenso, tanto para si mesmo quanto para os outros. A necessidade de estar sempre certo tem por estratégia a necessidade de julgar e criticar os outros e de se defender o tempo todo, dificultando a comunicação, alimentando emoções nocivas, motivando explosões de raiva e perda do controle emocional. E isso é uma péssima maneira de se relacionar com quem quer que seja, com qualquer que seja o objetivo buscado.

Quando você é competitivo ao extremo e convive com pessoas que não são competitivas, é muito provável que elas se afastem, por conta do desgaste da relação, que elas entendem ser desnecessária. Afastam-se e ficam longe para evitar tal perda de energia. Por outro lado, quando você convive com pessoas que também são competitivas, tentar impor sua opinião pode virar uma guerra infinita de egos. Essas são também armadilhas dos relacionamentos conjugais, pois o casamento é uma parceria onde os sonhos e objetivos devem ser conquistados juntos, pelo casal, e não virar uma competição acirrada onde cada um tenta provar que é melhor que o outro.

Pessoas obcecadas por vencer perdem a capacidade de fazer escolhas corretas e mergulham em uma via de mão única, onde esquecem que outras rotas poderiam levar a outros resultados em outras esferas de suas vidas.

Enfim, a necessidade doentia de vencer sempre vem de uma falta de julgamento sobre o que está certo e o que está errado. Essa situação assinala que a baixa autoestima de alguém está revelando a necessidade de ele ser melhor que o outro, de provar que é o melhor, de tentar se impor. Em alguns casos, essa situação se sustenta, mesmo que de modo doentio, porque alguém sempre foi atendido como um rei e nunca contestado, ou porque foi sempre contestado e tem a necessidade de mostrar aos outros que pode mais do que todos. De qualquer modo, isso acaba por gerar uma situação em que a pessoa nunca para de competir e nunca está satisfeita com o que já conseguiu.

A competitividade pode ser saudável, sem dúvida. E, nesse caso, todos ganham. A competição saudável e desejável acontece quando a meta comum é melhorar os resultados de todos e não quando alguém quer provar que é melhor dos que os outros. Ganhar ou perder faz parte do processo da vida, estar certo ou errado deve ser apenas uma maneira motivadora de se buscar mais conhecimento. A superioridade está em saber reconhecer seus próprios erros e conseguir parceiros para, juntos, obterem resultados ainda melhores, com harmonia e cooperação.

É importante compreender que gostar mais das pessoas é fundamental também para que possamos decidir por dizer um *não* ou um *sim* de maneira mais justa e adequada. Quando temos apreço verdadeiro pelos outros, sempre agimos de maneira a que todos sejam beneficiados, tanto nós mesmos quanto os outros com quem nos relacionamos. Nesse caso, não existe competição desleal e nem a tentativa de um parceiro tentar sufocar ou anular o outro. Tudo é feito de modo a que todos cresçam igualmente durante os processos e planos que empreendem em conjunto. Em uma situação como essa, um *não* necessário será totalmente entendido e aceito, de maneira que também se torna mais fácil de ser dito.

Tenha sempre a consciência de que você é capaz e que não precisa ficar sempre provando que está certo. Acredite em você mesmo, sinta do que é capaz. Diga a si mesmo, em alto e bom tom, "eu sou capaz", e pare de tentar provar qualquer coisa aos outros. Antes, invista sua energia e boa vontade em gostar cada vez mais das pessoas com quem você trabalha e convive. Desse modo, os resultados aparecerão por si mesmos.

Sem dúvida, é importante você mostrar às pessoas as suas conquistas, mas não precisa provar nada a ninguém e nem tentar se impor a quem quer que seja. Seja um competidor saudável, justo, leal, cooperador, com quem todos conseguem obter bons resultados.

Atraia o que o faz feliz

Nós escolhemos nosso estilo de vida. Logo, é muito melhor optar por coisas que valorizem mais a nós mesmos. É preciso aprender a decidir pelo que é melhor em nossa vida.

Existem pessoas que não se decidem sobre o que querem, reclamam que não têm amigos, que não têm paz, que não são felizes, mas nunca se dedicam de verdade a buscar o que realmente desejam ou em construir relacionamentos saudáveis de verdade. Dessa forma, acabam não tendo boas pessoas à sua volta, parceiros ou mesmo uma equipe de trabalho confiável e produtiva.

O mesmo ocorre nos relacionamentos afetivos. A pessoa quer ter um namorado ou namorada, mas não se esforça para ser um companheiro de verdade. Vive olhando para as coisas negativas do outro, em vez de valorizar o que ele tem de bom. Critica no outro as atitudes que acha que ele tem ou deveria ter, mas não olha para o seu próprio comportamento torto, sem conexão com o que diz querer.

Quando se trata de realizar algo, a pessoa olha para o ônus e não para o bônus. Foge da responsabilidade, mas quer receber os ganhos a que não faz jus. É importante entender que tudo isso vem apenas de se ter coragem de buscar o que lhe é importante e ser responsável por seus resultados. Não é possível ter só bônus em tudo que fazemos. É preciso pagar o preço para se alcançar o que buscamos.

Pessoas que reclamam que não têm relacionamentos interpessoais na verdade não acreditam na amizade e no relacionamento afetivo, vivem na própria mentira, acreditam que a culpa sempre é dos outros por tudo que não dá certo na relação, que os outros não são confiáveis e que não podem contar com eles, mas não percebem que esse é o seu próprio perfil. Ou seja, não percebem que elas mesmas não fazem para os outros aquilo que esperam que os outros lhes façam.

Não descarto aqui algumas experiências negativas causadas pelos outros, isto é, que existem pessoas que são indiferentes a um relacionamento e não se importam com os outros. Isso existe, sim, e também faz parte da vida de qualquer um. A questão a ser considerada aqui é: será que você é uma delas? Você lembra de seus amigos e os ajuda sempre que possível? Você convida seus amigos para fazerem algo juntos com frequência? Você dá apoio aos amigos quando possível e necessário?

Para atrair o que o faz feliz é preciso acostumar-se a olhar para o lado bom de tudo, para as coisas boas da vida, e investir em construir aquilo que você deseja. Lembre-se que você atrai aquilo em que põe foco, em que concentra sua atenção, e potencializa aquilo em que coloca uma ação construtiva e amorosa.

Para ser reconhecido pelo outro, é importante reconhecer o outro e o valorizar, mas, ao mesmo tempo, é preciso entender que as pessoas não devem viver para satisfazer seus desejos e você não deve viver para satisfazer as outras pessoas. Devemos viver para ser o que somos e atrair pessoas que tenham os mesmos valores que nós. Se não atraímos as pessoas que buscamos é porque estamos demonstrando ser alguém incompatível com o que nos traz felicidade.

É óbvio que todos queremos ser reconhecidos, mas não precisamos impor nada a ninguém e nem tampouco sermos escravos dessa necessidade. Podemos simplesmente fazer o que precisamos para ter uma vida tranquila e confortável, e o reconhecimento da nossa paz interna trará o reconhecimento externo.

Observe que o reconhecimento que você dará para cada pessoa será de acordo com o nível de proximidade e satisfação que ela representa na sua vida, independentemente de quem essa pessoa seja e do quanto ela tenha de sucesso. Por exemplo, podemos ter mais apreço por um tio, ou amigo, muito querido e alegre, mas sem muitos recursos financeiros, do que por aquele que tem uma vida profissional e financeira de sucesso. Caso o tio que é bem-sucedido financeiramente seja arrogante, você pode até reconhecer o seu sucesso como profissional, mas o desmerecer como pessoa. Mas também é importante entender que é possível ter ambas as coisas: ser um profissional de sucesso e ser um amigo querido, companheiro, ser sociável e agradável, tudo ao mesmo tempo.

SIM ou NÃO

Para atrair o que o faz feliz e ter o reconhecimento das pessoas que lhe são importantes, seja o melhor que você puder ser, em todos os aspectos da sua vida. Seja naturalmente disponível como amigo, como companheiro, como mestre, como aluno, como profissional. Seja naturalmente uma pessoa genuína e interessada por construir relacionamentos de qualidade.

É triste viver sempre buscando o reconhecimento das pessoas, ter que estar sempre certo ou ter que satisfazer a expectativa dos outros no intuito de ser reconhecido. Ambas as situações são muito desgastantes. Ambas são uma forma de viver a vida alheia, na tentativa de ser o que não somos.

Como conclusão, é importante ter claro em nossa mente que, para atingir resultados diferentes, precisamos de atitudes diferentes. Nada muda enquanto não mudarmos, e não adianta se queixar das pessoas. Você atrai exatamente o que merece. Então, comece a transformação da sua vida a partir de você mesmo. Quando você muda internamente, o mundo todo muda à sua volta.

Para completar este ponto, fica aqui um alerta: não é problema seu realizar os sonhos de outras pessoas, a não ser que esses sejam também os seus sonhos. Aprenda a valorizar mais a si mesmo, mesmo enquanto procura ser útil e generoso com os outros. Esse é o caminho para a real felicidade. Essa é a estratégia que mais perto o levará de ser capaz de dizer tantos *não*s quantos forem necessários na sua vida, sem culpa e sem fazer com que as outras pessoas se sintam rejeitadas.

"SOMOS ACOSTUMADOS A INVESTIR TEMPO EM NÓS MESMOS PENSANDO EM MÉDIO E LONGO PRAZO. QUEREMOS RESULTADOS IMEDIATOS E POSTERGAMOS O AUTOCONHECIMENTO. QUEBRAR COMPORTAMENTOS DE COMODIDADE REQUER TEMPO, ESFORÇO, DEDICAÇÃO, CONFIANÇA E DETERMINAÇÃO."

GISLENE ERBS

SUPERE A SUA DIFICULDADE DE DIZER "NÃO"

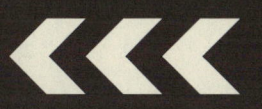

SUPERE A SUA DIFICULDADE DE DIZER "NÃO"

Conhecer a origem da nossa dificuldade de dizer *não* é um dos primeiros passos a serem trabalhados. Isso porque existem vários fatores que influenciam nossas escolhas, que podem estar impactando nossos resultados de uma forma negativa, sem que nos demos conta desse fato. A menos que esses fatores sejam trazidos para a nossa consciência, eles não poderão ser mudados e continuarão atuando cada vez mais profundamente, nos mantendo presos a uma série de ações repetitivas, nos impedindo de fazer escolhas melhores e de ter resultados mais satisfatórios.

Quando se trata de dizer um *sim* ou um *não*, é muito importante que nos sintamos confiantes com nossas respostas e confortáveis com nossas escolhas. Pare então agora por alguns minutos e reflita sobre esta questão: quão confortável você está com suas escolhas? Se você não se sente confortável com as escolhas que tem feito, nem com os resultados que está obtendo, isto significa que é necessário que você trabalhe um ou mais dos fatores que vamos discutir a seguir.

O autoconhecimento

O autoconhecimento é um dos principais fatores que influenciam a nossa decisão de dizer *sim* ou *não*. Ele é parte de um processo fundamental quando se trata de fazer mudanças em nossa vida. Por meio dele, é possível obter-se uma percepção clara e precisa de quem realmente somos, o que poderá auxiliar em nossas escolhas e tomadas de decisão. Como fator fundamental de crescimento, o autoconhecimento é a base do nosso desenvolvimento pessoal e profissional.

A partir de uma autorreflexão profunda, o autoconhecimento nos leva a expandir nossa consciência, nos permitindo avaliar melhor nossos comportamentos, interpretar nossas ações, emoções e pensamentos, de forma objetiva e alinhada com os nossos princípios e valores.

Não ter um conhecimento pessoal que viabilize o essencial para nossa vida é o mesmo que andar sem rumo; e quem não tem rumo cai no abismo. Conhecer nossos objetivos, valores e metas, de maneira que possamos fazer escolhas conscientes, direcionando nosso tempo para o que e quem realmente é importante e merece dedicação e reconhecimento, é a solução para darmos à nossa vida uma direção e um sentido que façam valer a pena a nossa jornada.

Quanto mais falta de autoconhecimento, de autoafirmação e de experiência em dizer *não*, mais ficamos à deriva, o que dificulta nossas escolhas conscientes. Desse modo, dizer *sim* para tudo parece mais fácil e é a tendência natural dessa situação. Porém isso nos inibe ou impossibilita de chegar aos resultados esperados, dificulta manter a saúde mental, impossibilita administrar as tarefas, enfrentar e superar a rotina diária, e nos impede de continuarmos crescendo e evoluindo. Portanto, alcançar uma existência saudável e mais satisfatória requer primeiro conhecer nossa essência, a fim de podermos obter autonomia sobre nossas vidas, de modo a criarmos condições para mudar nossas histórias.

É preciso entender que sem o autoconhecimento não é possível haver mudanças. Uma mudança de vida para melhor implica em você saber exatamente quais são suas dificuldades e como fazer para superá-las. É importante conhecer bem seus pontos fortes, suas fragilidades, habilidades, emoções e tudo aquilo que o motiva. Uma autoanálise ou uma avaliação comportamental feita com a ajuda de profissionais das áreas pertinentes irá permitir que você explore diferentes aspectos de sua personalidade, levantando pontos importantes que podem ter sido ignorados ou mesmo evitados até o momento. Quanto mais autoconhecimento você tiver, mais chance terá de fazer escolhas conscientes e que estejam de acordo com a mudança que você quer fazer acontecer na sua vida.

O nosso maior poder

É importante compreender que autoconhecimento é poder. O verdadeiro poder que temos vem de investirmos em nós mesmos de modo a desenvolver o quanto nos conhecemos e compreendemos. Trabalhar para conhecer a nós mesmos vai ajudar muito em nossas escolhas, em nossas respostas, nas decisões sobre dizermos *sim* ou *não*. Quanto mais autoconhecimento tivermos, mais conscientes, evolutivas e resolutivas serão nossas escolhas. Nossas decisões precisam sempre estar cercadas de nossos valores e levar em conta as nossas estratégias voltadas para uma melhor qualidade de vida – sem excluir, é claro, o cuidado com as outras pessoas e a preservação de nossas boas relações.

O autoconhecimento é o elemento-chave que nos mostra o caminho e as ferramentas para o desenvolvimento das estratégias necessárias para focar naquilo que queremos, naquilo que realmente importa colocar energia, tempo e recursos. Investir em autoconhecimento pode até ser um processo longo, algo que devemos cuidar constantemente e que deve ser uma prática diária por toda a nossa vida, mas é a forma mais acertada de nos prepararmos para enfrentar as demandas do dia a dia.

Com efeito, uma postura imprescindível para a melhora e o desenvolvimento de nossa vida pessoal e profissional, dos relacionamentos e das nossas posturas emocionais, inclui dedicar algum tempo para nos analisarmos, pensar e refletir sobre as coisas que realmente consideramos importantes, quais são as nossas principais características e quais os valores e princípios que realmente fazem parte da nossa vida.

Para uma existência equilibrada e plena, é preciso que haja um planejamento, uma organização diária das áreas da vida, a fim de identificar, dentre as demandas de nosso dia a dia, o que efetivamente merece nossa atenção. O autoconhecimento nos dá clareza sobre quais são essas nossas necessidades, sobre o que é fundamental e o que é urgente, sobre aquilo que deve ou não ser programado e executado por nós.

Para que alcancemos nossas metas com satisfação é preciso colocar foco naquilo que é vital a cada passo que damos na direção da realização dos nossos sonhos e desejos. Precisamos levar em conta tudo aquilo que mais nos importa nos momentos que temos de escolher e decidir algo em nosso dia a dia. E não existe a possibilidade de ter um foco correto sem que tenhamos uma boa dose de conhecimento sobre nós mesmos.

Deixar de agir por impulso

A importância do autoconhecimento, de uma boa análise comportamental, também fica evidente justamente para conhecermos nossas habilidades e dificuldades, de modo que não façamos tudo por impulso, não tomemos decisões impensadas, para que não andemos em círculos que não nos levam a lugar algum.

Saber o que queremos, podemos e devemos fazer, assim como o que não devemos e não podemos, facilita tomar nossas decisões e saber quando é que precisamos buscar ajuda. Assim, o autoconhecimento é relevante não só para possibilitar escolhas mais satisfatórias, como também para nortear o caminho a ser seguido e as ferramentas que devem ser usadas para o desenvolvimento de estratégias importantes para o alcance de nossos objetivos.

Buscar aprimorar o que sabemos a nosso próprio respeito deve ser uma prática constante na vida. É importante lembrar que o autoconhecimento nos ajudará a evitar dizer *sim* para tudo e para todos – pois esse seria o caminho aparentemente mais fácil –, afastando uma situação que inibiria nossa assertividade e nos impossibilitaria de chegar aos resultados esperados, de manter a saúde mental, de administrar nossas tarefas, de enfrentar a rotina diária e de continuar crescendo e evoluindo.

Investir em autoconhecimento e autodesenvolvimento

Quanto mais nos valorizamos, mais acreditamos que merecemos tudo de bom que a vida tem para nos oferecer, seja em termos de respeito, de amor, de dinheiro ou de sucesso. Essa crença no merecimento é o que nos orienta e nos motiva a querer dedicar nosso tempo e energia para nos tornarmos pessoas melhores, trabalhando sempre em direção aos nossos objetivos e na busca de evoluir continuamente.

Ainda que construir nosso senso de valor próprio possa ser uma jornada de longo prazo, há muitas coisas que podemos fazer para nos valorizarmos mais no dia a dia, como, por exemplo, investir em autoconhecimento e autodesenvolvimento.

Quando desenvolvemos o autoconhecimento, tomamos consciência de quem realmente somos, daquilo que precisamos, desejamos, dos nossos objetivos e propósitos. Essa consciência nos permite então repensar e direcionar melhor nossas atitudes. A partir daí, passamos a organizar estratégias, desenvolver e fortalecer nossas qualidades, enfrentar com coragem as mudanças necessárias para chegar aonde queremos, reconhecer e administrar nossas emoções com mais confiança, aceitar nossas limitações e trabalhar para mudar aquilo que pode ser mudado – e, é claro, aceitar aquelas coisas que não podem ser mudadas, porque não adianta insistir em algo que não aceita alteração; nestes casos, a gente só gasta energia à toa.

Além disso, quanto mais nos valorizamos e crescemos em autoconhecimento e autodesenvolvimento, maior fica a nossa capacidade de dizer um *não* de modo consciente e adequado, quando necessário. O que cria um escudo protetor à nossa volta que, como já vimos, pode nos poupar muito trabalho e muita dor de cabeça desnecessária.

Sabemos também que toda mudança necessita de coragem. Portanto, é preciso parar de arrumar desculpas e passar a focar na nossa felicidade e na nossa evolução. Investir em autoconhecimento e autodesenvolvimento é se comprometer com os nossos resultados e encarar a realidade; é ver o que precisa ser entendido e enfrentar os desafios de maneira coerente e produtiva.

Em resumo, alcançar uma existência saudável e mais satisfatória requer primeiro que conheçamos as nossas essências, a fim de podermos obter autonomia sobre nossas vidas e assim mudarmos para melhor nossas histórias.

É muito importante entender definitivamente que, quando precisamos dizer um *não*, este *não* será dito! Quando não o dizemos como e onde precisa ser dito, é certo que ele será dito para nós mesmos, ou seja, se um *não* precisa ser dito a alguém e, no lugar do *não*, eu digo um *sim*, então automaticamente este *não* está sendo dito para mim.

As habilidades sociais

A falta de habilidades sociais adequadas pode nos levar a ter problemas de estresse e desconforto, assim como a desenvolver emoções negativas, como frustração, raiva, sentimento de rejeição ou de desvalorização, muitas vezes levando à ansiedade e à depressão, e afetando diretamente o nosso bem-estar e a nossa qualidade de vida.

É preciso descobrir quais são as habilidades que precisamos desenvolver para então podermos alcançar nossos objetivos. Uma vez identificadas, essas habilidades deverão ser aprendidas e treinadas, com a ajuda de ferramentas, métodos e estratégias específicas que possibilitem melhorar nosso desempenho e nossos relacionamentos.

As habilidades sociais são necessárias para uma boa comunicação, pois são elas que permitem que as pessoas interajam umas com as outras de forma eficaz e adequada. Elas têm grande importância para o desenvolvimento de uma boa autoestima, assim como para a manutenção de relacionamentos saudáveis e de qualidade. A forma como nos comunicamos é influenciada pela forma como falamos, por nossos gestos, nossa expressão facial e pela nossa linguagem corporal, características essas que estão entre as várias habilidades sociais necessárias para que se construam relações satisfatórias entre as pessoas. Em especial, habilidades como a empatia, a assertividade, o respeito, a compreensão e o autocontrole, entre outras, podem e devem ser aprendidas e treinadas ao longo de nosso desenvolvimento.

Quando se trata de fazermos escolhas, a assertividade, ou seja, a capacidade de expressar nossas próprias opiniões e pensamentos com base no respeito e na defesa dos próprios direitos, é uma habilidade fundamental em que devemos investir. A falta de assertividade é um dos fatores que costumam produzir muitos "*sins*" inadequados e tantos "*nãos*" inconvenientes. Quem não é assertivo peca pela falta de objetividade, de clareza, de segurança e de firmeza. Em geral, troca o *sim* pelo *não* e assim arma confusões e desgastes em torno de si mesmo.

Tudo o que falamos ou fazemos causa impacto no ambiente e nas pessoas, gerando sentimentos e reações, nos outros e em nós mesmos, dependendo do resultado a que tenhamos chegado. Em muitas situações, pode causar, raiva, mágoa e sofrimento. A assertividade é, portanto, uma das principais habilidades para que tenhamos o equilíbrio de dizer *sim* quando for o caso e dizer *não* quando for necessário, o que contribui para que tenhamos melhor controle sobre nosso ambiente e maior qualidade nos nossos relacionamentos.

Pessoas assertivas têm menos sentimento de culpa e se sentem mais satisfeitas, porque vivem menos conflitos com outras pessoas. Compreendem que mesmo o resultado não sendo o ideal, foi o melhor possível para aquele momento. Possuem boa autoafirmação, confiança em si mesmas e nos seus direitos e deveres. Normalmente, elas têm mais sucesso em suas atividades, são resolutivas e vistas como pessoas de confiança. Assim, o mundo se torna mais receptivo a elas, proporcionando-lhes experiências mais positivas.

Avalie com atenção e perceba quais são as habilidades de comunicação social que você precisa desenvolver para poder transitar com tranquilidade entre o *sim* e o *não* que você precisa responder para as pessoas no seu dia a dia.

A ansiedade

A ansiedade é um sentimento associado ao medo e que causa uma grande inquietação. Ela é uma reação humana natural que, em níveis normais, nos alerta quando estamos em perigo ou sendo ameaçados, nos preparando para enfrentar o problema, ou fugir dele, se for o caso. Porém, quando ela se torna demasiada e frequente, pode fazer com que nos sintamos sobrecarregados e incapazes de fazer o que precisamos.

Geralmente, quando somos expostos a uma situação de estresse, como quando temos que enfrentar um problema difícil no trabalho, ou antes de fazer um exame médico delicado, ou ainda quando temos que tomar uma decisão importante, por exemplo, ficamos tensos e ansiosos. Essa ansiedade interfere em nossa mente e corpo, causando suores, taquicardias e sentimentos que normalmente não condizem com a realidade, mas impedem que façamos o que devemos naquele momento.

A ansiedade impede a pessoa de ser assertiva. Pessoas ansiosas têm uma percepção distorcida das situações e reagem com respostas impulsivas e guiadas pela emoção, sem que haja uma reflexão sobre a situação e sobre suas escolhas.

Sua reação é muito mais rápida, comprometendo seus próprios pensamentos e podendo gerar sentimento de culpa, tristeza, raiva e arrependimento. Sua falta de tranquilidade impede a harmonia.

No caso da ansiedade ligada a momentos de decisão, o processo pode também ser inverso, isto é, a pessoa pode ficar ansiosa por não conseguir dizer *não* e ficar se lamentando, perdendo o sono quando tem que tomar uma decisão, por mais simples que ela seja.

É muito comum as pessoas pensarem que a ansiedade é algo que acontece somente quando experimentamos situações incômodas, como, por exemplo, fazer uma apresentação em público. A ansiedade acontece também em situações agradáveis, como no caso de estarmos indo fazer aquela viagem tão esperada. A ansiedade é muito comum em situações novas, nunca experimentadas, ou mesmo que sejam desconhecidas.

Existem muitos tipos de meditação e técnicas de hipnose, de respiração e relaxamento que poderão ajudá-lo a diminuir o seu estresse e sua ansiedade. Porém, é importante observar e perceber se é uma ansiedade transitória ou se costuma se prolongar mais do que deveria. Nesse caso, procure um profissional da área de Psicologia que possa orientar você e o ajudar a tratar suas dificuldades.

A autoestima

Nossa autoestima é a base mais importante do vínculo que existe entre nós e os outros. Ela tem a ver com os pensamentos, sentimentos e percepções sobre nós mesmos, e é a responsável pelo nosso desenvolvimento pessoal e nosso equilíbrio emocional, além de determinar a maneira como nos portamos diante dos nossos relacionamentos. Tem a ver também com a consciência do nosso próprio valor e está relacionada com a imagem que criamos de nós mesmos e com o quanto respeitamos quem somos.

A baixa autoestima torna a pessoa cheia de necessidades, dentre elas a de ser amada e valorizada, e está intimamente ligada à dificuldade de autoaceitação, de falta de amor-próprio e à falta de autoconhecimento.

Uma autoestima baixa interfere negativamente na imagem e no respeito que temos por nós mesmos, impedindo que nos vejamos como pessoas de valor, afetando nossos relacionamentos pessoais e nossa saúde. Se não tratada, a baixa autoestima pode nos tornar pessoas tímidas, tristes e rancorosas, além de promover uma série de dificuldades psicológicas que, com o tempo, podem se tornar muito sérias.

A baixa autoestima torna a pessoa insegura, gerando vários sentimentos negativos como: sentir-se desprovida de beleza, sentir-se inferior, incapaz, rejeitada, sem graça e desprovida de inteligência, e assim por diante, afastando-a das pessoas, dos amigos, dos familiares e de tantos outros relacionamentos desejáveis na vida dela. Tudo isso faz com que a pessoa passe a procurar atender as demandas dos outros, na tentativa de se tornar importante para eles. Dessa forma, tanto suas escolhas como suas tomadas de decisão podem ficar comprometidas. E assim aumenta a frequência com que a pessoa passa a dizer *sim* para os outros, quando deveria dizer *não*.

Por vezes, esses sentimentos estão relacionados a outros problemas, como depressão ou transtornos mais graves, necessitando de avaliação com profissionais capacitados, como um psicólogo, por exemplo, para verificar e resolver questões relacionadas a tais dificuldades ou sofrimentos.

Dependendo do nível de baixa autoestima de uma pessoa, ela pode colocar em dúvida até mesmo seus contextos éticos e morais. E assim a pessoa vai se envolvendo num caminho sem saída, movida basicamente por sua baixa autoestima, deixando-se ser dirigida completamente pelos outros e pelas necessidades dos outros.

Existem várias técnicas psicológicas que ajudam a recuperar sua autoestima e a apreciar melhor suas qualidades e competências, assim como permitem que você se comunique de forma mais assertiva. Consultar livros sobre o assunto, praticar exercícios e técnicas propostas por especialistas no assunto e fazer uma avaliação com um profissional competente são atitudes altamente recomendáveis, principalmente quando a sua autoestima está em baixa e colocando você, seu equilíbrio e sua saúde emocional em risco.

O sentimento de pena

A pena é um sentimento que parece ser positivo e benevolente, mas que carrega uma crítica, um julgamento e até mesmo um certo egoísmo. Quando você sente pena de outra pessoa, na verdade a está julgando, considerando que a situação dela é inferior à sua, ou seja, colocando a si mesmo em uma posição de superioridade. E aqui entra o ponto crítico desta conversa: quando sentimos pena de alguém, ficamos muito mais propensos a não dizer um *não* quando aquela pessoa nos pede algo, fato esse que nos coloca muitas vezes em situações difíceis em que não queríamos e não precisaríamos estar.

Portanto, de modo contrário ao que se pensa normalmente, a pena nada tem a ver com a empatia. Quando sentimos pena de alguém, estamos partindo da ideia de que aquela pessoa é fraca, incapaz, impotente, e que não irá conseguir superar sua dificuldade sem nossa ajuda, ou sem o socorro de alguém.

O pior dessa situação é que a pena, em si mesma, é um sentimento inócuo, isto é, não produz resultado algum. Isso acontece porque normalmente, quando sentimos pena de alguém, também nos sentimos estar de mãos atadas e, portanto, não podemos fazer coisa alguma para mudar aquela situação, para ajudar aquela pessoa a sair daquela condição aflitiva.

Em resumo, podemos dizer que embora a empatia seja uma habilidade considerada altruísta, já que leva as pessoas a compreenderem as emoções alheias e a ajudarem umas às outras, ela pode, em algumas situações, ser na verdade um sentimento de pena, disfarçado. O que pode interferir negativamente em nossas escolhas e decisões.

Não raramente, o sentimento de pena nos torna angustiados frente ao problema alheio, fazendo com que acabemos por desprezar nossas próprias necessidades em prol de nos preocuparmos em ajudar o outro, mesmo sem que haja uma avaliação real da situação ou que passemos efetivamente a fazer algo pelo outro.

Refletir sobre um pedido externo antes de dizer *sim* ou *não* pode nos dar a chance de ver se isso realmente faz sentido, se a situação é de fato uma prioridade ou se é um comodismo, ou ainda, se a pessoa está apenas procurando se aproveitar da pena que sentimos por ela.

A inteligência emocional

Inteligência emocional é a capacidade de administrar as próprias emoções e usá-las a seu favor, além de compreender as emoções das outras pessoas, construindo relações saudáveis, fazendo escolhas conscientes e adquirindo uma melhor qualidade de vida.

A partir dessa definição, já dá para perceber que quem tem problemas relativos à sua inteligência emocional em geral tem também dificuldades na hora de decidir se deve dizer um *sim* ou quando é melhor dizer *não*. Por isso, ressalto aqui que é preciso aprender a desenvolver e usar corretamente sua inteligência emocional para poder tomar decisões de modo adequado e seguro, quanto aos compromissos que você está para assumir.

Na maior parte das vezes, as pessoas são incapazes de fazer escolhas e de tomar decisões corretas, simplesmente porque deixam suas emoções decidirem, mesmo que de um modo aleatório e caótico. Como as emoções são resultantes de nossas experiências, e essas, por sua vez, são irracionais e tão impulsivas que nos impedem de pensar, quando menos percebemos já concordamos com algo que na verdade não nos convém. E depois só vem mesmo o arrependimento.

Para fazer escolhas conscientes não basta apenas querer, mas é necessário também ter o controle de suas emoções e conhecer as emoções alheias. Pesquisar e estudar sobre inteligência emocional, assim como buscar a ajuda de profissionais competentes nessa área, costumam ser excelentes caminhos para desenvolver a sua capacidade de dizer, quando necessário, um *não* adequado, firme e assertivo.

As doenças que enfrentamos

Quando estamos doentes, seja física ou psicologicamente, temos menos condições de decidir de modo racional, seja sobre o que for. E assim acontece também quando a nossa decisão gira em torno de dizer um *não* para alguém.

Geralmente, as doenças causam angústia e sofrimento, tanto no nível físico quanto no mental, interferindo diretamente no nosso desempenho, nas nossas avaliações e nas nossas ações. Quando estamos nos sentindo doentes, naturalmente nos tornamos mais fragilizados e sem forças para tomar decisões, aceitando com mais facilidade que os outros escolham e decidam por nós. Desse modo, fica muito mais difícil dizer um *não* necessário, para o que quer que seja.

Porém, existe outro ponto que também devemos considerar: o fato de que a dificuldade de dizer *não*, se não corrigida ou tratada em tempo, pode também levar a doenças psíquicas e somáticas, causando muitos sofrimentos desnecessários, como no caso da depressão, da ansiedade e até mesmo de quadros mais sérios de doenças físicas e mentais, ou emocionais. Nesses casos, é preciso ficar muito atento a determinados sinais, que podem indicar um desequilíbrio de sua saúde como um todo.

É preciso fugir daquele círculo vicioso em que a falta de capacidade de dizer um *não* quando necessário deixa a pessoa doente, e o fato de ela se sentir doente dificulta sua capacidade de dizer *não*. Esse é um processo em que determinada situação gera consequências que conduzem novamente à situação inicial. Dessa forma, fica muito difícil a pessoa progredir e resolver esse impasse.

Caso você perceba que está ficando cada vez mais difícil dizer *não* e tomar decisões, se pensa que as pessoas não se importam ou estão contra você, se está sempre irritado, mal-humorado, com dificuldades de manter um sono saudável, se você deixou de gostar de si mesmo, prefere concordar com tudo e com todos porque assim se torna mais fácil, não se organiza e faz tudo no automático, ou ainda se você se sente fracassado, desanimado, culpado, entre outros sintomas, esses são sinais de depressão e de que precisa procurar ajuda urgente para melhorar a sua qualidade de vida e a sua felicidade.

Cuide bem da sua saúde e peça ajuda sempre que necessário. Faça exames físicos regulares e ajuste o que for necessário para se manter saudável. Considere também a possibilidade de procurar profissionais da área psicológica, fazer uma avaliação e ajustar o que for necessário para despertar cada vez mais a sua felicidade e a alegria de viver. Na maioria das vezes, você irá perceber que está sofrendo sem necessidade e sem nem mesmo ter percebido, o que é algo relativamente simples de resolver, para assim lhe trazer mais qualidade de vida.

Note que ainda hoje existe um pensamento errado de que procurar um psicólogo significa ter problemas mentais. Da mesma forma, é comum que não se saiba a diferença entre um psiquiatra e um psicólogo.

O psicólogo é um profissional que atua na área da saúde, mas também na área de desenvolvimento humano, onde facilita a potencialização de habilidades e competências, assim como o desenvolvimento de áreas ainda não exploradas. É o psicólogo quem ajuda você a ajustar e promover mecanismos de ação para o enfrentamento de dificuldades, alcance de metas e objetivos futuros, de forma rápida, eficaz e com menor esforço.

O comprometimento

É muito importante lembrar, antes de dizer *sim* ou *não* para alguma situação, que o seu *sim* sempre o levará à necessidade de se comprometer com aquilo que assumir fazer.

São tantas possibilidades sedutoras, que podem terminar nos levando a nos comprometer com as consequências de ceder ou não ceder, que se decidirmos não dizer *não*, fatalmente iremos esbarrar na necessidade de abrir mão de algumas coisas importantes em nossa vida, em prol de outras que tenhamos assumido.

Vivemos cercados por inúmeras possibilidades de escolhas, e tomar uma decisão requer responsabilidade. A dificuldade está em gerir o tempo de maneira a cumprir nosso trabalho e, ao mesmo tempo, cuidar de nós mesmos, da família e evitar distrações desnecessárias.

Portanto, antes de resolver dizer *sim*, lembre-se que sua resposta o levará a um comprometimento inevitável com aquilo que aceitar fazer.

O medo da rejeição

Entre as maiores barreiras que não nos deixam dizer *não* está o medo de não ser aceito, de ser rejeitado ou criticado. Esse é um dos grandes obstáculos que temos de enfrentar para que possamos fazer escolhas conscientes e mais de acordo com aquilo que nos faz feliz.

Todos nós passamos por experiências mais ou menos difíceis em nossa vida. Entre elas, situações como: separação dos pais, término de um relacionamento amoroso, *bullying* na escola, abuso sexual, preferência dos familiares por outro parente e a perda de um emprego, por exemplo, experiências essas que dão origem a sentimentos de rejeição e menosprezo, muitas vezes causando marcas profundas em nossas vidas.

Todas as nossas experiências negativas nos trazem sentimentos e emoções que reforçam comportamentos inadequados ou improdutivos. Por exemplo, alguém que foi traído por um namorado, um amigo ou um familiar poderá se tornar uma pessoa enrijecida, dominada por pensamentos como "nunca mais ajudarei alguém", "nunca mais entregarei meu amor a um homem", "ninguém merece meu esforço". Ou então, poderá assumir uma postura de abertura total, onde prevalecerão pensamentos como "não posso dizer não, senão ninguém gostará de mim", "tenho que atender ao pedido, senão não terei ajuda depois", "eu não consigo dizer não, porque tenho medo de não ser amada", "se eu não aceitar o que ele pede, ele irá me abandonar".

Todos os pensamentos e falas guiados pelo medo são improdutivos, advindos da necessidade de se defender para não sofrer novamente e de evitar um conflito interno de frustração. Isso dificulta a visão que as pessoas têm de si mesmas, tirando delas a possibilidade de enxergarem que são importantes e especiais, que é o que basta para que elas sejam boas e espontâneas, sem que precisem criticar ou terem medo de serem criticadas.

Quando está à procura de evitar a rejeição, uma pessoa passa a querer agradar a todos, mesmo que para isso tenha que passar por cima de tudo aquilo que é, de fato, importante para ela.

Aos olhos dos outros, essas pessoas podem passar por prestativas e sempre prontas a ajudar, porém, no fundo, são pessoas carentes, medrosas e com baixa autoestima, que fazem de tudo para serem queridas e evitar o sofrimento e a rejeição.

Ter vontade de agradar aos outros não é ruim, pois isso também significa que você tem sentimento pelas pessoas, que se importa com elas. Pessoas que nunca sentem a necessidade de agradar alguém podem até mesmo ter alguma patologia. Mas isso não quer dizer que você precisa agradar a todos o tempo todo, por medo de que as pessoas não irão gostar de você. E não precisa se afastar quando não sente reciprocidade, uma vez que as pessoas têm maneiras diferentes de manifestar o amor.

Para amenizar esse medo de rejeição, aprenda a gostar mais de si mesmo, desenvolva a sua autoestima. Você pode fazer isso sozinho, estudando e aplicando as diversas técnicas que existem para esse fim, mas também existe a opção – mais prática, efetiva e recomendável –

de procurar a ajuda de profissionais da área de apoio e orientação psicológica, que estão mais bem preparados para ajudá-lo nesse sentido.

A autoafirmação

A autoafirmação tem a ver com a defesa da nossa própria identidade, de nossos direitos e opiniões, dos nossos desejos. Mas também pode ser vista como sendo a tentativa de impor a nós mesmos a aceitação do meio em que vivemos, das pessoas com quem nos relacionamos.

Existem casos de pessoas que têm a necessidade de se sentirem insubstituíveis. Gostam de pensar que os outros não conseguem fazer nada sem elas. Seu principal objetivo é serem admiradas, sem o que não conseguem viver. Seu discurso gira em torno da ideia de que se elas não fizerem o que é preciso fazer, nada irá acontecer. Sua crença é que o feito tem que ser perfeito, mas o perfeito delas. Elas próprias se admiram, mas quando algo dá errado sofrem muito.

Essas pessoas aceitam fazer coisas mesmo que não queiram, pelo simples prazer de se sentirem poderosas, insubstituíveis, indispensáveis, úteis, ou seja, precisam sentir que os outros precisam delas. Tudo para que possam reforçar sua autoafirmação, para confirmar para si mesmas que são melhores que os outros, que são indispensáveis. Desse modo, raramente dizem *não* para o que lhe pedem, porque precisam cuidar de manter a sua imagem de super-heróis, prontos a salvar a pátria a todo momento.

Pessoas que agem dessa maneira estão em constante busca de uma autoafirmação positiva, mas, erroneamente, buscam isso procurando se tornarem importantes para os outros. Colocam seu referencial nas mãos de outras pessoas, sacrificando sua autonomia e comprometendo sua liberdade. O fato é que muitas vezes fazem o que lhe foi pedido e depois ficam reclamando e criticando, apenas para mostrar para os outros o quanto são boas, ou o sacrifício que fizeram por elas. Outras vezes, essas pessoas passam a se sentir usadas, mas a verdade é que tudo o que está acontecendo nas vidas delas só existe porque elas estão permitindo. Com esse tipo de comportamento, é muito raro que digam *não* para alguém.

É necessário desenvolver a autoafirmação positiva, isto é, adotar um comportamento que tenha a ver com a defesa da nossa própria identidade, de nossos direitos e opiniões, dos nossos desejos. Mas também é preciso que deixemos que nossa presença na vida das pessoas aconteça, trabalhando e agindo de maneira que naturalmente conquistemos a aceitação do meio em que vivemos, das pessoas com quem nos relacionamos.

As mensagens subliminares

James Vicary, norte-americano especialista em Marketing, criou o termo "mensagem subliminar" para designar as informações que recebemos das mais diversas fontes e que acessam e trabalham diretamente com o nosso subconsciente. Os sentidos humanos não conseguem percebê-las de forma consciente, devido às próprias características dessas mensagens, que as faz se dirigirem e serem percebidas apenas pelo subconsciente do cérebro humano.

Dessa maneira, a mensagem é aceita e incorporada no subconsciente da pessoa sem nenhuma barreira. Quem a recebe é sugestionado a agir ou reagir de determinada maneira, de acordo com o conteúdo da mensagem recebida.

Como exemplo, podemos notar que todos os dias somos bombardeados por mensagens sutis que nos passam a ideia de valorização da perfeição. Elas estão presentes nos programas de TV, nas redes sociais, nos vídeos, nos *outdoors*, na expressão e nos gestos das pessoas. Essas ideias permeiam tudo aquilo que fazemos, o tempo todo, seja profissionalmente, no esporte, na família, entre amigos e nas festas. Assim, é comum notar que raramente estamos satisfeitos com aquilo que somos, e que passemos até mesmo a não aceitar ou admitir que podemos cometer erros e aprender com eles, como parte do processo de evolução natural pelo que devemos passar.

Como complicador, por nos sentirmos longe do ideal de ser humano que nos é cobrado, construímos a crença de que somos imperfeitos, o que pode nos levar a fazer escolhas indevidas. Essa situação pode muitas vezes nos levar a recusar determinadas situações, por medo de não atingir as expectativas dos outros. Outras vezes, somos levados a aceitar situações em que tentamos ser perfeitos em algo que nada tenha a ver com nossas prioridades, fazendo com que percamos o foco naquilo que realmente é importante para nós.

São essas mensagens subliminares que criam um movimento muito próprio de nossa sociedade: o movimento de manada. Quantas e quantas vezes decidimos fazer algo que, na verdade, nem gostaríamos de fazer, mas fazemos apenas porque todos nossos amigos e conhecidos vão fazer?

Olhe para um final de semana prolongado. De repente, vemos todo mundo se movimentando e fazendo seus preparos para viajar ao litoral, tomar aquele solzinho à beira-mar. Será mesmo que 100% dessas pessoas desejam mesmo fazer esse movimento? Ou simplesmente estão no "movimento manada", seguindo uma mensagem subliminar de que o certo, o legal, o *"cool"* é ir para o litoral, tomar Sol, e na segunda-feira, mostrar para todos no serviço que o final de semana dela foi legal?

Mas será que, ao entrar no movimento manada, você não gastou um dinheiro que, na verdade, estava guardando para gastar nas suas férias, numa desejada viagem internacional? E, certamente, se você continuar no "movimento manada", seguindo essas mensagens subliminares, a sua viagem internacional, dos seus sonhos, terá que ser adiada.

Desse modo, decidir entre um *sim* e um *não* se torna mais difícil e algo um tanto incerto, pois depende também das sugestões que nos chegam e que aceitamos armazenar em nosso subconsciente, como se fossem verdades, por meio das mensagens subliminares que recebemos.

É preciso que frequentemente procuremos trabalhar de modo consciente no sentido de inserir em nossa mente subconsciente mensagens positivas e construtivas, que nos levem a buscar o que verdadeiramente queremos na vida. Existem técnicas diversas, inclusive de hipnose, reprogramação mental e trabalhos direcionados e assistidos por profissionais da área da Psicologia, que nos permitem fazer essa positivação das mensagens que guardamos em nosso cérebro.

A realidade de querer honrar pai e mãe

A ideia de honrar pai e mãe está relacionada à educação, à experiência e principalmente ao pertencimento, de modo que é natural que validemos e repitamos valores passados, ensinados por nossos pais ou alguém que ocupou o lugar deles em nossa infância, até mesmo para que nos sintamos pertencentes à família, para nos sentirmos iguais ao nosso grupo.

Querer honrar as pessoas que exerceram em nossas vidas a função de pai e mãe pode parecer algo louvável, mas se fizermos isso indiscriminadamente, essa nossa atitude pode interferir negativamente em nossas escolhas. Caso tomemos, por exemplo, a intenção de honrar o que aprendemos com nossos pais, uma decisão de repetir os erros deles, nos colocaremos em uma situação que dificultará o nosso desenvolvimento e a conquista do sucesso – em especial se nossos pais não tiverem sido um bom exemplo a ser copiado.

Dessa forma, se nossos pais – ou quem assumiu na nossa infância o papel de pai ou mãe – foram pessoas que aceitavam tudo ou negavam tudo, sem perceber que isso lhes gerou uma dor intensa ou uma perda que pode até ter causado traumas em sua vida, corremos o risco de repetir o mesmo padrão, que temos inconscientemente gravados em nossa mente. Se eles somente diziam *sim* a todos ou somente respondiam com um *não* a tudo que se solicitava a eles, com certeza, estaremos sujeitos a um desequilíbrio que dificultará muito nossas decisões a respeito de nossos "*sins*" ou "*nãos*".

E este é um aspecto para termos muito cuidado. Aqui é, de verdade, o nosso primeiro e grande treino de dizer *sim* ou *não*. Afinal, como dizer um *não* para nossos pais, aqueles responsáveis por nossas vidas, por nossas criações?

Fato é que, quando decidimos seguir um caminho decidido por nossos pais, e não por nós mesmos, este é um terrível *sim* que estamos dizendo a eles e, em contrapartida, um *não* fatal que estamos destinando a nós mesmos. Podemos dar a isso o nome de "batata-quente". "Batata-quente" é quando os pais nos responsabilizam por realizar um sonho que, na verdade, não é nosso, mas, sim, deles próprios.

Quantos advogados frustrados temos por aí, quando, na verdade, gostariam de ser jogadores de futebol? Mas em algum momento os pais disseram que eles teriam que fazer Direito, pois futuramente assumiriam os escritórios de advocacia desses pais. E ao não conseguirem dizer *não*, as pessoas partem para uma vida infeliz e de frustrações? Precisamos prestar muita atenção nisso e averiguar com cuidado se nossas vidas não estão sendo uma consequência de determinados *"nãos"* que não conseguimos dizer aos nossos pais.

Para que o fato de honrar pai e mãe seja positivo e nos ajude a superar a dificuldade de dizer *não*, precisamos ser bem conscientes da necessidade de fazermos uma análise criteriosa dos fatos e das nossas crenças antes de tomar nossas decisões. Não precisamos repetir o comportamento deles para sermos vistos, reconhecidos ou amados. Apenas precisamos compreender as escolhas deles, no momento em que tudo ocorreu, e separar a própria história e contexto histórico. É preciso respeitar o conhecimento e a escolha deles e fazer a melhor escolha para si mesmo.

A crença no merecimento

Se você não crê, então você não merece; se não merece, não vai ter. Simples assim. Crença e merecimento são posturas que se complementam. Você precisa acreditar que merece aquilo que busca, para efetivamente ter sucesso em alcançar seus objetivos.

É necessário crer no sucesso, na vitória, e acreditar no merecimento para podermos fazer escolhas satisfatórias. Cada vez que negamos a nós mesmos algo que poderíamos ser ou ter porque não achamos que merecemos aquilo, estamos deixando de nos valorizar e punindo a nós mesmos, sem perceber. Em outras palavras, reforçamos a crença de que não merecemos ter certas coisas na vida que nos proporcionariam prazer e realização.

Toda crença nasce na infância e desenvolve em nossos pensamentos e comportamentos certos padrões de respostas baseados em nossas vivências e naquilo que entendemos de tudo o que experimentamos. Dessa forma, por exemplo, se você responde negativamente por antecipação, ou tem o *não* como resposta padrão, possivelmente é porque tenha escutado demasiados "*nãos*" em sua vida. Expressões como "você não pode", "você não merece", "você não sabe", e tantas outras semelhantes, devem ter feito parte constante do seu dia a dia na infância. Uma possível consequência disso é que você pode passar a nunca dizer *não* para os outros, simplesmente por achar que não merece se colocar em primeiro lugar na sua vida.

Também os discursos preconceituosos, como "se não trabalhar arduamente, nunca será rico", "se não for bom com os outros, ninguém irá te querer", e assim por diante, com muitas mensagens prontas e cheias de baixa autoestima, tudo isso contribui para que você não se sinta merecedor da realização dos seus sonhos e desejos mais autênticos. E se você não se sente merecedor, se não se acha digno de receber o que deseja, então acaba priorizando os interesses dos outros – o que o leva a ter grandes dificuldades de dizer *não*.

Na verdade, o fato de aceitar suas limitações sem analisar cada situação em particular – devido ao fato de ter aceitado tudo de negativo que ouviu e à maneira como compreendeu cada uma das sugestões que recebeu – criou em sua mente crenças no demérito, que ficaram em sua memória e ainda interferem nas suas decisões.

É importante entender que mesmo que tenhamos passado a acreditar que não merecemos ter certas coisas que desejamos na vida, esse padrão pode ser mudado a qualquer momento que quisermos. E o primeiro passo para isso é sentir a vontade de acreditar de verdade que merecemos ter uma vida melhor, ser felizes, ter prazer, amar e sermos amados. É a partir dessa vontade que surgirá uma crença no merecimento e, com as ações adequadas, formaremos a convicção de que vamos transformar essas possibilidades em realidade.

Fato é que nossa vida foi recheada de acontecimentos bons e de acontecimentos ruins, crenças e mensagens positivas, e as negativas. Isto é o que nos foi proporcionado, gostemos ou não. Mas hoje precisamos perceber que merecemos o melhor, um melhor que será construído por nós mesmos. Assim, precisamos ter claro que o que acontecerá daqui para frente é de nossa inteira responsabilidade e capacidade. Não podemos culpar nada nem ninguém pelo que foi feito lá atrás, sob a pena de ficarmos presos no passado, culpando pessoas que podem nem mais estar em nosso convívio. Quando assumimos a responsabilidade pelos nossos resultados, nos damos a chance de direcionar nossa vida para onde queremos ir.

Para encerrar este capítulo, quero reforçar a ideia de que conhecer a origem da nossa dificuldade de dizer *não* é um dos primeiros passos que precisam ser trabalhados para resolver esse problema.

Analisando todos esses fatores que vimos e os trazendo para o nível da nossa consciência, poderemos atuar sobre eles e mudá-los de modo a que nos tornemos capazes de fazer escolhas melhores e de ter resultados mais satisfatórios.

Quando se trata de dizer um *sim* ou um *não*, é muito importante que nos sintamos confiantes e confortáveis com nossas respostas e confortáveis com nossas escolhas. Então, responda agora: você se sente confortável com suas escolhas? O que você vai fazer a respeito disso?

Se você não se sente confortável com as escolhas que tem feito, nem com os resultados que está obtendo, comece agora mesmo a trabalhar para mudar isso. Você já tem as principais informações para que possa fazer as mudanças necessárias acontecerem.

SIM ou NÃO

> **"TODA VEZ QUE VOCÊ DIZ SIM E QUER DIZER NÃO, MORRE UM PEDACINHO DE VOCÊ."**
>
> **ALBERT EINSTEIN**

UM GRITO
DE LIBERDADE

UM GRITO DE LIBERDADE

Um *não* sonoro e adequado é, na verdade, um grito de liberdade – para você e, acredite, também para quem o recebe. Não significa que você tenha que ser agressivo, mas, sim, quer dizer que você deve ser assertivo e determinado. Por isso, não tenha receio de se negar a fazer algo que lhe for solicitado. Não estou dizendo que você não deva ser gentil, colaborativo e generoso. Apenas é importante que avalie todas as implicações da sua decisão e, se for o caso, diga o *não* devido para cada situação. Acredite: um *não* bem colocado, na hora e na situação certa, será a melhor opção para todas as pessoas envolvidas na questão – inclusive para você.

Por exemplo, você já pensou alguma vez que um *não* dito para seu pai, mãe ou irmão seja uma boa oportunidade para eles evoluírem, se desenvolverem? De aprenderem a se virar sem depender sempre de alguém? Que talvez só tenham o hábito de tal comportamento dependente e que a melhor forma de os ajudar seja simplesmente dizer *não* e deixar que eles mesmos se virem para resolver o que for preciso? Sim, porque muitas vezes eles têm apenas um vício de esperar a sua ajuda e não fazem coisa alguma para resolver seus problemas. Apenas esperam que alguém os ajude.

É importante entender que ajudar alguém, muitas vezes, não é fazer o que ele precisa que seja feito, mas, sim, ensiná-lo a fazer o que é necessário. Como diz o ditado, não é dar o peixe, mas, sim, ensinar a pescar. Ajudar alguém, muitas vezes, é deixar de fazer o que ele quer, para dar a ele a chance de aprender a fazer por si mesmo.

Pois bem, já falamos bastante sobre como dizer aquele *não* necessário de maneira correta e assertiva. Mas nunca é demais trabalhar para fortalecer essa prática e trazer mais tranquilidade às suas decisões. Portanto, aprenda a dizer um sonoro *não* sempre que lhe for conveniente para preservar a si mesmo e à sua saúde mental. Não estou dizendo com isso que você deve ser agressivo, mas sim que deve ser totalmente assertivo. Ou seja, o seu *não* deve ser firme e definitivo, com toda a segurança que você tem da resposta que está dando para a outra pessoa.

Lembre-se de ser firme, mas também gentil e diplomático. Dizer *não* jamais quer dizer magoar ou ofender a outra pessoa, mas sim procurar proteger a si mesmo. Um *não* bem-dito, de forma adequada, é um grito de liberdade que tornará sua vida mais plena e feliz.

Como fazer isso? Como dizer esse *não* de maneira clara, concisa e não ofensiva? Existem alguns pontos que você deve aprender a considerar e aplicar no seu dia a dia, para atingir esse objetivo. Basicamente, você deve levar em conta os pontos a seguir.

Desenvolver-se na arte de dizer "não"

O ponto principal que deve nortear sua trilha de desenvolvimento na arte de dizer *não* é ir além do medo e compreender o verdadeiro valor de expressar essa negação, quando lhe é conveniente fazê-lo.

Um *não* dito de forma positiva, justa e adequada tem relação direta com os valores que construímos ao longo de nossa vida, mais especificamente com a importância que damos a cada um desses valores. Portanto, ter claro quais são os nossos valores é fundamental nesse processo e precisamos fazer um autoexame para definir o que realmente consideramos de alto valor na vida. Nossos valores devem ser tratados com prioridade, seriedade e respeito, pois essa é a maneira principal de olharmos para nós mesmos com carinho e respeito, antes de nos comprometermos com outras pessoas.

Estamos falando de valores, ou seja, das coisas que nos são "caras", que importam para nós, que nos dão a personalidade, que dizem quem verdadeiramente somos e no que acreditamos. Nosso conteúdo mais profundo. Nossa moral!

Como essas coisas, esses valores e esse conteúdo precisam ser preservados, precisamos, antes de qualquer coisa, saber quais são esses valores, que conteúdos são esses, que nos são tão fundamentais. É esse conhecimento que temos que adquirir, e é isso que um processo de psicoterapia vai nos esclarecer.

Quando adquirimos esse conhecimento, sabemos quais são os nossos limites e passamos a não aceitar mais sermos invadidos, ou até mesmo abusados. Então sabemos quando o *não* passa a ser fundamental.

O *não* positivo acontece quando você diz *sim* ao que de fato lhe é importante, vem de escolher a si mesmo em primeiro lugar. Vem do respeito que você sente por si próprio e pelos outros. Quando escolhe a si mesmo, respeitando seus valores e colocando seus limites de maneira espontânea, honesta e clara, mesmo quando sua resposta for um *não*, o outro irá compreender e aceitar sem se magoar.

Não é novidade para ninguém que na vida estamos sempre abrindo mão de muitas coisas, pelo simples fato de não conseguirmos realizar tudo o que desejamos, devido ao fato de que nosso tempo e nossa energia são limitados. É preciso ter atenção nesse aspecto, uma vez que não temos condições de realizar tudo o que seria de nosso interesse.

Por essa razão, é essencial que nos atentemos para reconhecer o que de fato é importante para nós, já que tendemos a perder muito tempo com questões que não são relevantes para nossos objetivos. Assim, temos que estabelecer prioridades. E falando em prioridades, devemos ter claro que, quando usamos o nosso *não* para afastar coisas de menor importância, ficamos livres para que possamos atender às solicitações de maior valor e legitimidade na nossa vida.

Focar nas tarefas que nos aproximam dos resultados positivos que desejamos, sejam eles familiares, profissionais, financeiros, espirituais, intelectuais, sociais ou de relacionamentos, exige que estabeleçamos um equilíbrio na distribuição de nosso tempo, energia e recursos, de modo que todas as áreas da nossa vida sejam atendidas satisfatoriamente. É bastante lógico imaginar que quando qualquer uma das áreas da nossa vida fica prejudicada, ela acaba por atrapalhar as demais, trazendo-nos dificuldades biopsicossociais e emocionais.

É preciso começar o quanto antes a caminhar na sua trilha de desenvolvimento, na arte de dizer *não*, para que você possa desfrutar de uma vida mais equilibrada e prazerosa. Quando você não impõe restrições a coisas menos relevantes, as situações fundamentais acabam por ficar de lado, gerando, em algum momento, uma urgência que irá desequilibrar o seu dia. Por consequência, a urgência gerará falta de organização e prejudicará as demais áreas da sua vida.

Enfim, é importante ter em mente que o valor de cada coisa e cada situação deve estar sempre bem claro para você. Caso contrário, é comum que fique difícil decidir sobre quando dizer um *não*.

A falta de clareza gera incerteza, o que nos deixa incomodados e nos leva, muitas vezes, a assumir coisas que não queremos ou com as quais não podemos nos comprometer.

Lembre-se que os valores que você preserva levam aos resultados que espera conseguir. Já aqueles que têm pouco significado na sua vida são barreiras que dificultam a sua caminhada e trazem poucos resultados. É fundamental desenvolver a arte de dizer *não*, para que possamos priorizar as ações que levem aos resultados que queremos que aconteçam em nossas vidas.

Aprender a fazer escolhas conscientes

Fazer escolhas conscientes basicamente significa encontrar um equilíbrio entre as nossas próprias necessidades e as dos outros. Somente assim é possível sermos justos conosco, sem menosprezar as dores ou as necessidades do outro.

Um estudo realizado pelos psicólogos M. A. Killingsworth e D. T. Gilbert mostrou que as pessoas passam quase 50% do dia no piloto automático, agindo sem foco e principalmente por hábito, por uma questão de rotina já consolidada. E acabam por decidir e agir de maneiras que levam a prováveis arrependimentos futuros e, não raramente, a grandes prejuízos, em especial emocionalmente falando.

Essa constatação nos chama a atenção para o fato de que precisamos nos tornar totalmente conscientes das nossas escolhas. Não podemos nos permitir escolher no automático, ou deixar de dar a devida atenção aos momentos em que temos de decidir sobre algo que nos é solicitado por alguém.

A menos que nos tornemos conscientes desse nosso condicionamento e dessa situação, continuaremos fazendo escolhas todos os dias da maneira errada, ou no mínimo impensada e irresponsável, e seguiremos sofrendo as consequências dessa atitude descuidada.

Toda decisão que tomamos nos afeta e influencia nosso dia e, se continuarmos atuando no piloto automático, negligenciando nossa capacidade de escolher conscientemente, estaremos abrindo mão do poder que temos de alterar nossas vidas para melhor. E a conta dessa maneira de agir chegará depois, na forma de sobrecarga de compromissos e atividades, gerando estresse, frustração e ansiedade.

Somente a consciência plena de nossas decisões nos fornece a possibilidade de fazer escolhas que podem alterar beneficamente não só o nosso presente, como também o nosso futuro, nos levando a viver uma vida mais satisfatória, saudável, próspera e bem-sucedida.

Aprender a fazer escolhas conscientes é, portanto, um dos mais acertados recursos para assumir a responsabilidade pelos nossos resultados, de maneira justa para com todos os envolvidos.

Aprender a lidar com as emoções

Antes de tomar uma decisão, dê um passo atrás para refletir sobre o que realmente é importante para você. Dê-se um tempo para poder avaliar a situação sem a emoção do momento.

As emoções e sentimentos do momento em geral não permitem que você reflita sobre o fato de forma racional. Decisões tomadas por impulso ou sob a influência de sentimentos, geralmente são irracionais e, portanto, são regidas por crenças limitantes ou vícios emocionais. Dar um tempo para você pensar e analisar a situação, tanto a curto como a médio prazo, faz com que acesse áreas do cérebro e registros que podem mudar sua resposta.

Quando tiver que tomar alguma decisão, ou ainda quando

tiver que decidir entre um *sim* e um *não* para dar como resposta a alguém, pense um pouco mais e leve em conta as observações a seguir.

- Repare se você está bem emocional e fisicamente, e evite decidir se estiver estressado, deprimido, ansioso e, principalmente, se sentindo pressionado;
- Analise a situação e veja as vantagens e desvantagens de cada alternativa de decisão que estiverem disponíveis;
- Não sofra antes do tempo, pensando em possíveis consequências negativas de sua decisão. O sofrimento tira sua capacidade de raciocínio lógico e seu poder de análise. Aceite que eventualmente sua decisão poderá não ser a melhor, mas considere também que, quaisquer que sejam as consequências, você será capaz de resolvê-las;
- Esteja alerta quanto à preguiça. Nosso subconsciente usa estratégias mirabolantes para evitar trabalho, principalmente bascado em experiências anteriores semelhantes que deram mais trabalho do que deveriam;
- Analise suas possibilidades de escolha e veja como você se sente quanto a elas. Apenas imagine o desenrolar dos fatos e perceba se você se sente confortável com isso. Observe qual emoção predominante está influenciando na sua escolha;
- Avalie os riscos de suas escolhas. Se decidir por correr algum risco, faça isso de modo consciente e assuma com responsabilidade. Veja sempre com bons olhos esse desafio e aceite as experiências que virão, para não sofrer com a escolha feita.

SIM ou NÃO

Riscos podem trazer experiências novas e boas, com resultados que você não esperava.

Toda decisão é melhor tomada quando temos as emoções sob controle. Se você analisou uma situação e não escolheu por impulso, nem foi influenciado negativamente por suas emoções, então vá em frente, assuma sua decisão e faça o que for preciso.

Sinta-se livre para errar. Errar é humano. Caso você perceba que errou em sua decisão, não se condene nem se sinta mal por isso. Lembre-se de que os erros também fazem parte da pavimentação da estrada para o seu sucesso e sua felicidade. Aprenda com a experiência e assim você estará mais bem preparado para as próximas vezes em que tiver que tomar uma decisão.

"UM DIA O CORAÇÃO CANSA
E O CÉREBRO APRENDE
A DIZER NÃO."
JACKE HARRY

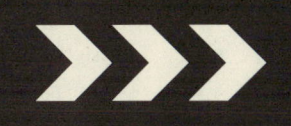

>>>

ANALISE
COM CUIDADO
CADA SITUAÇÃO

ANALISE COM CUIDADO CADA SITUAÇÃO

À medida que você vai se conhecendo melhor e se familiarizando com os fatores que estão por trás da sua dificuldade de dizer *não*, vai percebendo também que é necessário aprender a analisar cada uma das situações, sempre que tiver que escolher entre um *sim* ou um *não*. Portanto, seja cuidadoso com suas decisões, não se precipite, pare sempre um pouco para pensar, ou mesmo dê um passo para trás antes de decidir. Isso vai permitir que você ganhe o tempo que precisa para refletir sobre os pontos relevantes de cada caso, o que o ajudará a ter uma visão mais abrangente daquilo que está sendo pedido e, portanto, a fazer escolhas mais acertadas e justas.

Esse é o estágio onde o autoconhecimento, os valores, o modo de ser, a linguagem, a comunicação, as habilidades sociais, a inteligência emocional, a confiança em si mesmo e a segurança para fazer suas próprias escolhas se tornam elementos fundamentais para qualquer que seja a situação.

Os valores que você preserva serão os elementos que lhe fornecerão a direção que deverá seguir, de modo a alcançar o resultado que você espera. Algumas vezes, quando fica difícil decidir, nos tornamos incertos e incomodados. É nessas horas que temos que colocar nosso foco nos resultados que queremos. Por exemplo, supondo que você tenha que escolher entre ficar com seu filho no final de semana ou sair com seus amigos, refletir sobre seus valores permitirá que você perceba a importância que cada uma dessas opções tem para você, naquele momento. Assim, você poderá perceber se na sua escala de valores os seus amigos têm maior preferência em relação ao seu filho ou vice-versa.

O autoconhecimento, assim como o controle de nossas emoções e o conhecimento das emoções das pessoas envolvidas na situação que exige nossa escolha, serão os elementos que nos ajudarão a manter o foco e a encontrar as ferramentas que deveremos usar para o desenvolvimento de estratégias que nos possibilitem uma análise e uma decisão mais acertada. Logo, antes de decidir sobre algo, reúna tudo o que for necessário e pertinente para que você consiga fazer a melhor escolha. Saber detalhes a respeito do pedido sobre o qual deve decidir também lhe trará mais confiança e tranquilidade.

Na comunicação, sua análise deve se concentrar na importância de saber expressar a sua escolha, se deve ser *sim* ou *não*. Isso porque geralmente não é o que você fala que incomoda ou provoca reações indesejadas na pessoa solicitante, mas, sim, a forma como você fala. O jeito como falamos pode levantar diferentes emoções, dependendo do tom de voz que utilizamos ao responder, ou se respondemos de forma seca ou abrupta.

Entenda que é importante que você enfrente as situações procurando proferir um *não* de forma gentil e cuidadosa, porém firme e assertiva. Isso permitirá que a pessoa compreenda e aceite sua resposta negativa com mais naturalidade. Porém, caso isso não ocorra, esse será o momento de refletir se vale a pena se preocupar com o que essa pessoa pensa sobre você, já que nem todo mundo merece a nossa atenção.

Para que você se sinta mais seguro ao fazer suas escolhas, procure ter sempre uma estratégia pronta que lhe dê suporte para prosseguir com seus objetivos. Use essa estratégia para dar a sua resposta – ou como desculpa, se preferir – para se colocar como prioridade naquela determinada situação. Por exemplo, faça uma lista de tudo o que ainda precisa ser feito, das coisas que gostaria de realizar, de onde você quer chegar, e a mantenha como coringa, como uma carta na manga para usar toda vez que tiver de escolher entre você e o outro.

Quando disser um não, implícito ou explícito, lembre-se de ser direto, utilizando frases firmes, verdadeiras e não negociáveis, do tipo:

- "Não vou me comprometer com você, porque estou com pouco tempo e ainda tenho que executar muitas tarefas."
- "Agora estou ocupado. Realmente lamento."
- "Deixarei para outra oportunidade, mas fico muito grata com sua consulta."
- "Fico feliz que confie em mim, mas, no momento, estou com compromissos que não posso deixar de lado."

Caso você, após analisar a situação, já tenha feito sua escolha e venha a perceber que não foi uma boa ideia aceitar o proposto ou o pedido, ou mesmo que tenha sido um caso em que você não conseguiu dizer um *não* naquele momento, lembre-se que você pode, sim, mudar de ideia depois e então escolher a forma mais adequada de dizer *não*, utilizando quaisquer meios que você tiver. Isso lhe dará tempo para analisar alguns pontos importantes, respondendo a questões como: o proposto é algo que o agrada? Qual será o preço pessoal a pagar? Qual será o impacto de sua escolha na sua vida e na do outro?

SIM ou NÃO

Baseado nessa análise, você poderá escolher a melhor estratégia e a resposta mais acertada a ser dada.

Para os casos em que considerar a proposta produtiva e positiva e para a qual gostaria de dizer *sim*, mas que de fato não puder aceitar, procure fornecer uma alternativa, fazendo uso de frases do tipo: "Hoje não tenho disponibilidade, mas (em tal dia) terei prazer em ajudar".

Caso realmente não queira ou não possa aceitar o que lhe foi pedido ou proposto, use frases do tipo: "Nesse dia, não poderei ajudá-lo, pois estou [trabalhando, estudando, viajando, assumi outro compromisso, etc.]".

Aprender a ressignificar é uma habilidade que poderá ser muito útil na análise de cada situação. Ressignificar é entender a situação de uma forma diferente, reduzindo a influência emocional que possa estar interferindo na sua decisão, direcionando a situação para o que é de fato relevante. Ressignificar ajuda a perceber as consequências de cada escolha. E como toda escolha tem seus prós e contras, é importante que você veja o que tem de positivo e negativo em cada uma delas e qual delas tem um peso maior.

Vale sempre lembrar que por trás de um *sim* você chega em algo que *não* queria, e por trás de um *não* terá um *sim* para o que deseja.

"NA PIOR DAS HIPÓTESES, NÃO DIGA NADA."
GISLENE ERBS

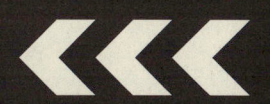

ESTRATÉGIAS PARA DIZER TODOS OS "NÃOS" QUE FOREM NECESSÁRIOS

«««

ESTRATÉGIAS PARA DIZER TODOS OS "NÃOS" QUE FOREM NECESSÁRIOS

É muito importante que você tenha em mãos alguns recursos para poder dizer todos os *nãos* que forem necessários, de maneira prática, direta e objetiva. Por isso, vou apresentar a seguir algumas estratégias e considerações que vão ajudá-lo muito nesse sentido.

Compreenda que não existe uma fórmula pronta que sirva para todo mundo porque, como pessoas que somos, cada um de nós tem sua própria individualidade. E é essa individualidade que vai definir o que funciona melhor na sua vida, para desenvolver a habilidade de dizer *não* quando necessário.

Portanto, o que vou relacionar aqui são alguns pontos que irão ajudá-lo a fazer uma reflexão e gerar mudanças que lhe convenham na sua vida. São pequenos *insights*, podemos dizer assim, para auxiliar você a raciocinar e decidir cada vez melhor sobre quando dizer os *"nãos"* necessários. E lhe dar a coragem e os parâmetros necessários para efetivamente dizer esses *"nãos"*.

Atitudes que ajudam você a dizer "não" de maneira adequada e nos momentos certos

- **Estabeleça prioridades**. Antes de mais nada, procure saber o que é relevante para você e estabeleça suas prioridades. Conheça-se bem e saiba o que realmente é importante na sua vida. Quando temos consciência do que estamos fazendo e do motivo de nossas escolhas, ficamos mais fortes e seguros e decidimos melhor.

- **Acredite que você pode**. Grande parte das pessoas que tem dificuldade de falar *não* possui a crença de que não o consegue fazer. É compreensível que algumas pessoas tenham uma dificuldade maior de dizer *não*, mas todos nós temos a capacidade de fazê-lo. Acredite que você pode e sabe dizer não.

- **Alinhe seus valores**. Perceba que um *sim* pode ter uma conotação ou significar um *não*, quando você não alinha seus valores. Decida com assertividade, baseado nos valores em que você acredita.

- **Aprenda a lidar com seus sentimentos**. Outra questão muito importante é aprender a lidar com seus sentimentos e se valorizar. Faça treinamentos sobre como conhecer-se melhor e aprenda a usar os gatilhos emocionais e os padrões limitantes a que estamos sujeitos no dia a dia.

- **Avalie cada situação antes de decidir**. Habitue-se a dizer *não* para as coisas de menor valor, para proteger o que tem um valor maior. Sob esse aspecto, os objetivos devem ser no sentido de se manter no que é mais importante e se manter na trilha do desenvolvimento. Saiba a diferença e o peso daquilo que configura suas escolhas e o que é necessário para alcançar o equilíbrio e a qualidade de vida.

- **Compreenda que dizer *não* para os amigos é algo normal**. As pessoas, em especial os adolescentes, têm dificuldades de dizer *não* para os amigos, por uma necessidade de pertencimento ao grupo, por desejar aprovação e se sentir fazendo parte da tribo. Tudo isso para validar a autoestima. É importante ter em mente que amigo de verdade respeita a opinião do outro, seu espaço e as diferenças de opinião. Portanto, ninguém vai excluir você do grupo por dizer *não*.

- **Cuide da sua saúde**. Dizer *sim* o tempo todo pode sobrecarregar você e gerar estresse, ou mesmo doenças mais graves, como a depressão. Por isso, diga os "*nãos*" necessários para manter-se saudável. Respeite sua mente e seu organismo, dê a você sua devida importância, reflita sobre sua saúde, cuide-se melhor. Afinal, para ajudar alguém, é necessário estar bem antes de tudo.

- **Decida com assertividade**. Uma boa tática é aprender a escutar até o fim o que lhe estão dizendo, analisar cada situação, e então verificar qual é a resposta correta. Espelhar o outro, pois nosso cérebro se conecta e, como é sábio, escolherá a resposta correta baseado no consciente e não no inconsciente, usufruindo do *não* e do *sim* com sabedoria. Em especial, saiba dizer *sim* para aquelas pessoas que também dizem *sim* para você.

- **Faça menos, mas faça o correto**. Quando você não sabe dizer *não*, pode ocorrer uma sobrecarga e você não dar conta de tudo, deixando uma impressão errada a seu respeito. É sempre melhor fazer menos e bem-feito do que querer agarrar o mundo e não concluir nada. Neste caso, vale aquela frase que diz "o menos é mais".

- **Fique atento ao que realmente importa**. A atenção em relação ao que é realmente importante tem que ser um exercício diário.

Caso contrário, nunca teremos tempo para avaliar quando e para que falar *não* e falar *sim*. O *sim* será sempre a primeira escolha só porque você está no piloto automático e seu cérebro tem preguiça de buscar novas conexões. É mais simples dizer *sim* para os outros porque assim você não precisa pensar, frustrar ninguém ou se sentir mal por isso.

- **Mantenha-se focado**. Tenha foco naquilo que você precisa fazer. Quando não está organizado e focando no que é importante, você se perde e acaba não sabendo por quais motivos tem que dizer *não* para alguém. Lembre-se sempre de que o *sim* mais prioritário é aquele que você tem que dar a si mesmo.

- **Não corra o risco de se estressar**. Algumas pessoas não podem ser ajudadas, visto que tudo o que você fizer não estará conforme o que elas querem. São pessoas que nunca estão satisfeitas, sempre querem mais. Assim, na visão delas, você será o culpado por tudo o que der errado, tudo o que não estiver perfeito. Dizer *não* a essas pessoas é ensinar-lhes a humildade e a aceitar o que é possível ser feito e o que não é. Não deixe que a sua dificuldade de dizer *não* se torne um motivo para você se estressar.

- **Não queira convencer os outros**. Tenha sempre a consciência de que você não precisa provar nada a ninguém. Se você é bondoso, gentil, responsável, caridoso, suas atitudes por si só já demonstram isso.

- **Não se deprecie**. Qualquer que seja a sua limitação, ela está no plano mental, na necessidade de uma compreensão melhor dos fatos e de ter objetivos claros e bem definidos. Assuma o comando de seus atos e decida tomar a frente de tudo o que você faz.

- **Pare de arrumar desculpas**. Toda mudança necessita de coragem e determinação para acontecer. Então, pare de arrumar desculpas para não dizer *não* e foque na sua felicidade. Comece a se comprometer com seus resultados, encare a realidade, veja o que precisa ser entendido e realizado e siga em frente fazendo o que é preciso.

- **Pese suas decisões**. Coloque em uma balança "imaginária" os fatos e verifique o que tem peso maior: você dizer *sim* ou você dizer *não*. Para fazer isso, é importante verificar as consequências de cada escolha. Pensar nas outras pessoas também é importante – lembre-se de que talvez um dia seja você a precisar de ajuda. Analise o quanto a pessoa que lhe pediu ajuda é importante para você e qual o tamanho do sacrifício que terá de fazer para atendê-la.

- **Respeite a si mesmo**. Saiba dizer *não* para si mesmo, quando aquilo que você quer fazer ou ter pode lhe trazer prejuízo e sofrimento. Por exemplo, diga *não* quando você estiver inclinado a manter relacionamentos abusivos com seu companheiro ou companheira, com seus amigos, familiares e tantos outros. Respeite a si mesmo e aprenda a dizer *não* para si, quando você gostaria de dizer *sim* para algo que lhe faça muito mal, como, por exemplo, comer demais, trabalhar demais, festejar demais.

- **Respeite o seu tempo**. As horas do dia não esticam só porque você gostaria de ajudar os outros. Para ter qualidade de vida, você não pode conceder tudo a todos, não pode sair dizendo *sim* a tudo o que lhe pedem. Assumir mais responsabilidades do que pode executar compromete a qualidade do seu trabalho, do seu lazer e de qualquer outra coisa que você faça.

- **Saiba ouvir**. Muitas vezes, por arrogância ou prepotência, as pessoas respondem impulsivamente ao que lhe pedem, sem nem ao menos ouvir direito e entender o que está sendo pedido. Essas pessoas acham que sabem de tudo e respondem um *sim* ou um *não* de qualquer jeito. Acabam por serem pegas em sua própria armadilha, deixando de dizer um *não* necessário e importante, pela simples falta de pensar e analisar a situação antes de responder.

- **Seja autêntico e verdadeiro**. Para que você não tenha constrangimento depois, seja honesto, autêntico e verdadeiro. Quando disser um *não*, evite usar desculpas esfarrapadas, ou comuns, que as pessoas sabem que não é verdade, ou que podem vir a descobrir depois. Caso contrário, você perderá a credibilidade, poderá não receber mais convites, ou quando precisar de ajuda não será atendido.

- **Seja autoafirmativo**. Para não ceder a tudo o que lhe pedem, você tem que estar determinado a defender aquilo em que acredita. A autoafirmação nos ajuda a dar a devida importância para o que buscamos e reforçar a nossa firmeza e determinação.

- **Seja coerente consigo mesmo**. Se você não concorda com o que lhe pedem, se esse pedido fere a sua moral e a sua credibilidade, não faça. Por exemplo, não ceda a chantagens e nem tome parte de atos ilícitos ou que gerem prejuízo para quem quer que seja. Nesses casos, você só vai tornar o problema maior e ainda vai se envolver no próprio problema. Não se torne um prisioneiro de si mesmo e dos outros. Nesses casos, dizer um *não* é necessário, coerente, correto e libertador.

- **Seja responsável pelo que você decide**. Pare de colocar a culpa no outro quando você não diz *não*. Não adianta dizer que é porque o outro é exigente, é crítico, é chato, briguento, não entende. Uma vez que você abriu mão da sua vontade, então assuma. A culpa é sua e não de quem pediu.

- **Seja seletivo com as pessoas**. Existem pessoas que literalmente sugam nossas energias e nos fazem ficar angustiadas. Não quer dizer que sejam pessoas ruins, mas simplesmente elas são negativas e precisam de outras pessoas para se manterem equilibradas, deixando os outros com um cansaço extremo e sem energia. Nesses casos, ser seletivo com as pessoas a quem você ajuda é fundamental. Dizer *não* vai ajudar você a manter o equilíbrio emocional.

- **Tenha frases prontas**. Tenha frases prontas e preparadas para quando você tiver que dizer um *não* para alguém. Seja direto, utilize frases firmes, verdadeiras e não negociáveis. Por exemplo: "Não vou me comprometer com você, porque estou com pouco tempo e muito trabalho"; "Agora estou ocupado, realmente lamento"; "Hoje não tenho disponibilidade, mas no futuro eu teria prazer em ajudar"; "Nesse dia não poderei, pois estou [trabalhando, estudando, viajando, assumi outro compromisso, etc.]"; "Fico muito grato pelo convite, mas vou deixar para outra oportunidade".

- **Trabalhe a sua carência afetiva**. Você não precisa agradar a todos o tempo todo. As pessoas não irão deixar de gostar de você por receberem um *não* que seja dito de forma adequada. Trabalhe suas carências e não tenha medo do que os outros vão pensar, para que você não se torne um prisioneiro dos pensamentos sociais. O respeito por si mesmo pode ser muito mais bem-visto por todos do que uma eventual falta de personalidade.

- **Valorize a si mesmo**. Compreenda bem a situação e se valorize, de modo que não tenha um sentimento de culpa depois. Você tem todo o direito de dizer *não*. Só você sabe dos seus compromissos e de suas necessidades. Além do mais, você não tem nenhuma obrigação de passar por cima de si mesmo para agradar a todos.

- **Faça escolhas moldadas por você**. A reprogramação mental é um dos fatores importantes para a mudança. Repita todos os dias, pelo menos dez vezes, cada uma das seguintes frases: "Eu sou comunicativo(a)", "Eu me expresso bem", "Eu tenho opinião própria", "Eu tenho foco e objetivo", "Eu tenho pessoas boas ao meu lado". Você pode também selecionar outras frases que considera importantes na sua vida e acrescentar a essa lista para a prática diária. Ao fazer a **reprogramação mental** todos os dias, sua mente irá fazer novos registros e mudar suas emoções em relação a cada uma das questões que deseja alterar. A mente vai se conectando automaticamente com experiências mais positivas, diminuindo os medos e as sensações negativas.

- **Faça terapia**. Enfim, essas são algumas das estratégias e atividades que ajudam você a desenvolver a habilidade de dizer *não* de maneira adequada e nos momentos certos. Nessa lista, é importante acrescentar também a procura de um profissional especializado, que pode acelerar o seu desenvolvimento nesse sentido. Faça terapia e descubra quais são as suas fragilidades e potencialidades, para que possa usufruir de melhores resultados. Entender suas emoções e os impactos que elas causam em sua vida auxiliam a entender determinados comportamentos derivados dessas emoções, possibilitando o tempo adequado para uma escolha correta de resposta, *sim* ou *não*.

Atitudes que ajudam você a dizer "não" no ambiente corporativo

No espaço corporativo, negar algo para o líder nem sempre é conveniente. Então, o *não* pode ser camuflado em pequenas colocações com perguntas, para que não pareça insubordinação. Especialmente quando você sabe que tem atividades mais importantes e urgentes que não podem deixar de ser feitas. Simples perguntas podem ter um resultado poderoso. Por exemplo, concorde com o líder e em seguida questione: "Qual é a atividade que você prefere que eu faça primeiro?". Uma vez que o seu líder diga qual é a atividade essencial que deve ser executada antes, você não precisa dizer *não*, e o líder se responsabiliza pelo que é prioritário.

O mesmo pode ser feito quando você está com muitas atividades, sendo impossível concluir todas elas. Pergunte ao líder: "Eu gostaria muito de fazer estas tarefas todas, então qual é a prioridade para hoje?". Dessa forma, você passa a mensagem de que nem todas as atividades são passíveis de conclusão naquele dia, mas você vai fazer o que for prioritário. Assim, você dispensa o *não* e responsabiliza o líder pela escolha.

SIM ou NÃO

Nos casos em que o pedido da liderança for abusivo, ou fora de hora, ou em um momento em que você não pode atender, questione: "Eu até poderia fazer isso hoje, mas infelizmente tenho um compromisso inadiável. Mas amanhã, assim que eu chegar, resolvo isso, tudo bem?".

Se for solicitado a fazer uma atividade para a qual achar que não tem competência, antes de recusar, faça uma análise e certifique-se do quanto você é exigente consigo mesmo e perfeccionista, para não perder oportunidades. Caso a situação esteja mesmo relacionada a uma tarefa que não tenha capacidade ou conhecimento técnico específico, seja humilde e admita: "Creio que não sou a pessoa mais capacitada para esta atividade". Uma outra forma de dizer esse *não* seria assim: "Existem pessoas que conhecem melhor essa atividade e estão mais habilitadas do que eu. Creio que elas teriam um resultado melhor do que o meu".

Se um colega lhe pede ajuda e você gostaria de dizer "não posso", mas considera isso muito difícil para falar, diga desta forma: "Terei muito prazer em ajudá-lo, assim que concluir algumas urgências de que estou cuidando agora".

Atitudes que ajudam você a dizer "não" quando recebe um convite

Quando você recebe um convite de alguém, precisa decidir se irá aceitar ou não. Portanto, antes de dizer *sim* ou *não*, pense nestas questões: "Eu gostaria de conhecer esse lugar?"; "Eu gostaria de ir a esse lugar com essa pessoa?"; "Essa pessoa é importante para mim?"; "Se fosse o contrário e eu estivesse fazendo o convite para ela, o que eu gostaria de ter como resposta?". Aliás, sempre que tiver de decidir entre um *sim* ou um *não*, procure colocar-se no lugar do outro para enxergar a situação de outro ângulo. E sempre procure avaliar o grau de importância que essa pessoa tem em sua vida.

Atitudes que ajudam você a dizer "não" para pessoas que lhe pedem dinheiro emprestado

Observe qual é o ponto de vista do outro, veja do que ele precisa, demonstre interesse e compreensão. Porém, sempre tenha respostas preparadas, ensaiadas, para essas situações. Por exemplo: "Acabei de assumir um compromisso financeiro e não disponho desse valor, lamento".

Ninguém precisa saber se o compromisso é com você mesmo ou com outra pessoa. E não importa se é para viajar, trocar de carro, construir, para contas já assumidas etc. Não precisa ficar dando satisfação do que é, ou porque fez, nem com quem. O dinheiro é seu e você o utiliza como for mais conveniente para os seus interesses.

Seria ainda interessante complementar a frase com alguma coisa do tipo: "E ainda vou levar um bom tempo para cumprir com esse compromisso, pois ele é de longo prazo". Esse comentário auxiliará para que a pessoa não volte a pedir no mês seguinte e você tenha que dar outra desculpa.

Porém, seja solidário com a pessoa e tente dar a ela sugestões, sem incluir a sua participação pessoal diretamente na solução do problema. Você pode utilizar palavras como "não seria mais adequado se...", "você já pensou nessa possibilidade...?", "você é inteligente e sei que achará uma solução". Empodere a pessoa de forma que ela se sinta capaz e responsável por suas próprias necessidades.

SIM ou NÃO

Também procure evitar frases que substituam o *não*, mas deixam uma abertura para que a pessoa continue a ter esperanças. Por exemplo, evite dizer "talvez", "deixa eu verificar", "vamos ver", "quem sabe". Isso pode criar falsas expectativas e a pessoa depois se frustrar e ficar chateada com o seu *não*.

O importante é nunca dar uma resposta por impulso, para não se arrepender depois. Use a inteligência emocional como aliada, para que você consiga pensar levando em conta os prós e contras de cada situação.

Existem pessoas que não podem ser ajudadas

É muito importante também levar em consideração uma realidade: por mais que você acredite que pode ajudar os outros e que assim vai ser mais valorizado, é preciso lembrar que também existem pessoas que não querem ou não podem ser ajudadas. E nesses casos o seu esforço será em vão.

Essas pessoas são muito negativas, reclamam de tudo e nada as satisfaz. Quando você tenta ajudá-las, chega um momento em que elas invertem a história, com uma visão distorcida, e passam a interpretar a sua ajuda como uma invasão, dizendo que você se mete muito nas vidas delas.

Por exemplo, uma pessoa da sua família se queixa e diz que o filho não faz o que deveria, não arruma a casa, responde mal para os pais, é indiferente, e você, que tem um bom coração, quer auxiliar e decide conversar com o garoto. Como se não bastasse, a mesma pessoa reclama ainda que o marido não auxilia nos afazeres domésticos, que está desempregado, e, mesmo assim, não colabora em casa. E você tenta de forma sutil entrar no assunto com a pessoa, pensando em ajudar. Como ele está deprimido e sem emprego, você se oferece para marcar uma consulta com um médico seu e depois começa a ver as vagas a que ele poderia se candidatar e manda para ele, e conversa com amigos para ver se consegue ajudar a conseguir a vaga o mais rápido possível, uma vez que eles estão precisando muito de dinheiro. E, depois de tanto esforço para ajudar a família, você percebe que ele não foi para a entrevista que você tinha conseguido, desmarcou o médico e não aproveitou nenhuma das oportunidades pelas quais você batalhou para conseguir para ele. E, para completar a história, ouve as pessoas comentando que o casal está injuriado, porque você anda se metendo muito nos assuntos deles. Que balde de água fria!

Perceba: você ouviu tantas queixas e não percebeu que aquelas pessoas reclamam de tudo, ou estão deprimidas e não sabem ou não querem saber de nada. Tudo o que elas querem é reclamar, talvez por um vício emocional, mas não estão nem um pouco interessadas em resolver de fato os problemas.

Portanto é muito importante você ter essa consciência de que existem pessoas que não devem ser ajudadas. E tudo o que você tem que fazer é dizer *não* para as reclamações delas. São pessoas que não devemos ajudar nunca, porque são permanentemente queixosas, reclamam de tudo para que você fique com pena e tente ajudá-las. Mas, para elas, tudo o que fazemos nunca é o suficiente, nunca está bom.

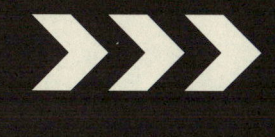

ATIVE A SUA JORNADA EVOLUTIVA

ATIVE A SUA JORNADA EVOLUTIVA

Aprender a dizer *não* de maneira adequada e nos momentos e situações corretos faz parte de uma jornada evolutiva, em que nos tornamos mais assertivos e mais plenos. Dessa forma, para que esse aprendizado aconteça de maneira constante e mais efetiva, existem ainda alguns passos que você pode dar e, assim, melhorar a sua habilidade de dizer *não*.

Pegue um caderno e caneta e responda a cada uma das questões a seguir. Responder por escrito é muito importante, para que os seus *insights* aconteçam e para que você possa refletir sobre cada pergunta e nas respostas que vai dar. Da mesma forma, estando por escrito você sempre vai poder reler as suas respostas e pensar mais a respeito delas, meditar, avaliar e tirar novas conclusões.

Lembre-se de que não basta ler o livro todo, mas é necessário que você deixe o que leu entrar em sua mente e o ajudar a trabalhar as questões que precisa resolver, quanto às suas dificuldades de dizer *não* para as pessoas. Escrever e registrar tudo o que você sente e pensa sobre as questões propostas vai ajudá-lo a tirar melhor proveito desta leitura e destes exercícios.

Então, vamos lá, mãos à obra! Dedique-se agora a fazer os exercícios propostos a seguir.

SIM ou NÃO

Exercício 1 - Pense em situações que geram conflitos nos seus relacionamentos pessoais ou profissionais, que prejudicam você, que o deixam com raiva, angustiado, sentindo-se tolo, que fazem com que você fique bravo consigo mesmo; ou pense em qualquer outro motivo que o afete negativamente, quando você não consegue dizer *não*. Avalie se você está com a crença de que não consegue dizer *não* para as pessoas. Agora faça, por escrito, as seguintes tarefas:

- Faça uma lista das situações em que você fala *sim* de forma automática e só se dá conta depois que já falou.
- Faça uma lista das situações em que você gostaria de dizer *não*, mas tem dificuldades.
- Pense no que aconteceria de positivo se você dissesse *não* em cada um desses casos. Anote isso no seu caderno de respostas.
- Pense também no que aconteceria de positivo e negativo se dissesse *sim*. Anote isso no seu caderno de respostas.

Exercício 2 - Se você está com dificuldade de lembrar dessas situações, significa que ainda não se sentiu tão prejudicado, ou está no piloto automático e nem se dá conta do que aconteceu, ou então criou um mecanismo de defesa. Agora pense em todas as vezes que deixou de fazer algo que gostaria por "causa de alguém" ou de "alguma coisa". Veja a seguir alguns exemplos dessas situações e anote em seu caderno de respostas se você já fez isso e como se sentiu ou se sente agora a esse respeito:

- Você comprou algo de que não precisava e depois sentiu que jogou dinheiro fora.

- Você gastou mais do que devia e se endividou, ficou pagando juros abusivos por conta disso.

- Você aceitou um convite para uma festa que não tinha nada a ver com você.

- Você atendeu ao pedido de um amigo, somente para que ele não ficasse chateado.

- Você deixou de falar *não* para aquela pessoa que cortou a sua frente na fila do banco e foi privilegiada.

- Você não conseguiu devolver ou reclamar de um produto com defeito.

- Você não conseguiu dizer que o troco ou a cobrança de um produto estava com o valor errado.

- Você queria ir embora mais cedo, mas aceitou o pedido de alguém para que o ajudasse em alguma situação, atrasando seus compromissos.

- Você aceitou uma proposta inconveniente porque não soube como falar *não*.

- Acrescente agora outras situações que não foram descritas aqui, mas que lhe vieram à mente ao fazer este exercício.

Exercício 3 – Em cada uma das situações anteriores, descreva por escrito qual é a emoção ou o sentimento com que você esteve envolvido quando viveu essas experiências.

Exercício 4 - Responda: quais são as pessoas mais importantes da sua vida? Assim você poderá entender quais são as pessoas que merecem mais a sua atenção. E vai perceber se as suas respostas vão interferir no seu relacionamento familiar e como vão interferir, se for o caso.

Exercício 5 - Responda: como está sua vida neste momento? Você tem tempo e disposição para aceitar os pedidos que lhe fazem? Como você se sente quanto a isso?

Exercício 6 - Escreva com detalhes: quais são os seus objetivos e metas? Qual é o seu foco principal? Como você imagina que a sua facilidade – ou a sua dificuldade – de dizer *não* vai afetar você de atingir essas metas? O que você pode fazer a respeito disso?

AMPLIE A SUA ASSERTIVIDADE NA HORA DE DIZER "NÃO"

Quanto mais você souber a respeito de si mesmo, mais assertivo se tornará no momento de dizer um *não* necessário. Reconhecer-se é dar a si mesmo o poder da mudança, o que o fará diferente dos demais.

Exercício 7 - Pensando no reencontrar-se e em se reconhecer, faça o exercício a seguir. Procure estar em um local tranquilo, sozinho, e faça deste um momento de tranquilidade, sem interferências e em que você possa se concentrar. Escreva suas respostas em seu caderno, para que você possa lê-las diversas vezes e ampliar o seu conhecimento a respeito de si mesmo.

1) Faça uma lista com todos os momentos e situações em que você gostaria de dizer *não* para o outro, mas não diz.

2) Faça uma lista com todos os momentos que gostaria de dizer *sim* para você, para as coisas que gostaria de fazer, mas não diz.

3) Faça uma lista com todas as situações em que você age dessa forma com maior frequência.

4) Como você se sente quando isso acontece?

5) Quais são os fatores de interferência que você percebe que fazem isso acontecer?

6) O que você ganharia se isso não acontecesse?

7) Como seria sua vida se você conseguisse fazer as escolhas certas? Pense em uma vida ideal.

8) Agora escreva o que você fará cada vez que precisar dizer *não*, ou precisar dizer *sim*. Qual será sua nova atitude? – escreva na primeira pessoa, começando com "Eu farei..." e complete a frase.

Recomendo que você releia todas as suas respostas nestes exercícios diversas vezes, todos os dias. Sempre que sentir necessidade, complemente suas respostas com as novas ideias que surgirem na sua mente. Faça disso um hábito e perceba como isso vai ajudar você a se tornar mais seguro de si.

Tenha sempre em mente que quando você faz algo que não gostaria, e que não tem nenhum motivo para fazê-lo, o sentimento pior que pode ter é **raiva de si mesmo** por não ter dito *não* – não existe sentimento mais devastador para a nossa saúde do que esse.

Então, compreenda que é muito melhor o outro ficar chateado por você não ter feito o que ele queria do que você ficar com raiva de si mesmo por ter feito o que não queria.

CRIE UM PENSAMENTO FORTALECEDOR: REPROGRAMAÇÃO MENTAL

Embora este exercício possa parecer bastante simples, ele o ajudará a construir um modo de pensar fortalecedor. Esta prática tem um poder imenso, em especial quando você a faz imaginando que realmente está acontecendo.

Lembre-se de que seus pensamentos e ações são padrões neurológicos, que precisam ser mudados e fortalecidos. Padrões que geram desconforto precisam ser substituídos por padrões de satisfação. E é pela repetição e reforço que consolidamos novos padrões, e fazemos a reprogramação mental. Então, à medida que você for fazendo o exercício, vá se imaginando executando tudo o que é proposto, como se fosse real.

Exercício 8 - Agora escreva em seu caderno, conforme é solicitado a seguir:

1) Desenhe a si mesmo dizendo *sim* para o que precisa fazer, para cada uma de suas metas e objetivos. Use quantas folhas forem necessárias e detalhe tudo o que você achar importante. Depois as coloque em algum lugar em que você possa olhar todos os dias e memorizar suas prioridades – se possível, tire uma cópia ampliada dessas páginas e crie um pôster com bastante visibilidade para que você possa visualizar sempre suas intenções. Isso o ajudará muito a manter o foco no que interessa.

2) Escreva 10 ou 20 vezes algumas frases que gostaria de falar e as torne automatizadas – por exemplo: "Eu posso dizer *não*"; "Eu consigo dizer *não*"; "Eu digo *não* sempre que necessário"; "Eu mereço dizer *não*"; "Eu tenho coragem de dizer *não*". O número de vezes que devemos escrever ou falar depende de cada pessoa, não existe uma fórmula pronta e igual para todos – é você quem vai sentir o que é o ideal para si. E você pode acrescentar quantas frases quiser e fazer a reprogramação mental que precisar. Depois é só colocar esse material no seu dia a dia e repetir as frases com firmeza, convicção e um sentimento de fé quando as repetir.

Cada caso é um caso, cada situação, uma situação. Cada um é único, sente de uma forma específica e diferente do outro. Portanto, sinta-se à vontade para adaptar este exercício às suas próprias necessidades e prioridades.

Lembre-se de que sua mudança vai ocorrer pelo condicionamento, e esse ocorre pela repetição, com a carga emocional que colocamos nas situações que imaginamos e as reforçamos. Qualquer emoção ou ação padrão feita repetidamente, continuamente, se tornará uma reação automatizada. Dessa forma, o oposto também é verdadeiro: tudo o que deixamos de reforçar acabará no esquecimento. Então, se você não fez os exercícios propostos aqui, pare tudo e os faça agora – ou você não estará verdadeiramente comprometido com a sua evolução e só lhe restará continuar a contar aquela velha historinha dando desculpas, própria de quem não quer o melhor para si mesmo.

SIM ou NÃO

EXISTE UMA RELAÇÃO SADIA ENTRE O "SIM" E O "NÃO"

A solução para o equilíbrio adequado entre os *"sins"* e os *"nãos"* que dizemos passa sempre pelo autoconhecimento. Os *"sins"* e os *"nãos"* devem estar cercados de valores e estratégias voltadas para a qualidade de vida, sem excluir as boas relações. Em relações saudáveis, o *sim* e o *não* transitam de forma amigável.

A escolha correta ao dizer *sim* ou *não* vai evitar aborrecimentos futuros e tornar nossa vida mais plena e feliz. Ser direto e objetivo facilita a compreensão pelo outro do seu ponto de vista e diminui os argumentos de rejeição à sua decisão. Pessoas maduras conseguem separar e entender os motivos da sua resposta, ainda que sua própria opinião seja divergente.

Aqui é bom lembrar que nossos valores, o modo de ser, o autoconhecimento, a reflexão, a linguagem, a comunicação, as habilidades sociais, a inteligência emocional, nossa confiança e segurança, entre outros, são elementos importantes na hora de tomarmos uma decisão.

Tudo o que você responde é o que você decide; e o que decide é unicamente de sua responsabilidade. Cada um é responsável por suas próprias escolhas.

Permita-se ser o que você de fato é, sem a necessidade de parecer desta ou daquela forma, em função de outros. Você só será livre quando não precisar aparentar ser mais do que é, mesmo porque você já é grande o suficiente. Acredite que você é especial por ser funcional, equilibrado. Aceite que está tudo certo se errar às vezes, porque errar de vez em quando, desde que não seja sempre na mesma questão, também é normal.

Alinhe suas expectativas referentes a você ou as que pensa que a outra pessoa tenha. Busque o possível e o real; o ideal pode ser apenas uma fantasia para o momento, especialmente quando você depende de terceiros.

Crie congruência com seu eu interior e permita que ele seja importante. Quando a sua decisão é entre algo de escolha e não de obrigação, a primeira escolha tem sempre que ser você mesmo. Lembre-se que você é sempre mais importante do que qualquer outra coisa ou pessoa. Portanto, assuma o seu valor, respeite a si mesmo, diga todos os "*nãos*" que forem necessários e seja feliz.

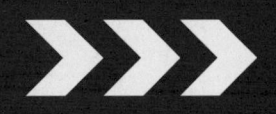

ESCOLHA A SI MESMO EM PRIMEIRO LUGAR

ESCOLHA A SI MESMO EM PRIMEIRO LUGAR

O mais importante de tudo o que vimos juntos nesta nossa conversa é você sempre ter respeito por si mesmo. Pare de se magoar e de ter raiva de si, procure amar-se mais, aprenda a dizer *sim* para você mesmo, como prioridade para a sua vida e a sua felicidade.

Acredito muito que, depois de termos feito juntos esta jornada de autovalorização, você vai ter mais plenitude na vida, como também poderá auxiliar mais pessoas a compreender que a vida é muito mais simples e fácil do que se pode imaginar, e que tanto você quanto elas podem ser mais livres e felizes.

Agora você já sabe que pequenos cuidados diários nos momentos que exigem decisões podem levá-lo a dizer todos os *não*s que forem necessários, de maneira adequada e gentil, preservando tanto seus relacionamentos quanto a sua tranquilidade pessoal.

Você também já compreendeu que temos, sim, que ser bons, mas não devemos ser bobos. Não precisamos agradar todo mundo para termos reconhecimento ou para que os outros nos amem. Não existe sentido em nos submetermos a situações inconvenientes e desagradáveis, simplesmente por não conseguirmos negar algo a alguém, por não conseguirmos dizer um *não*.

SIM ou NÃO

Temos o poder de escolha, para decidir o que fazer, de maneira que tenhamos mais qualidade de vida, autoconfiança, tranquilidade e prazer no que fazemos. Com base nisso, é importante que sejamos empáticos, amáveis, sociáveis, interessados nos outros e nas relações, mas precisamos, antes de tudo, nos colocar em primeiro lugar. Não é por egoísmo, mas, sim, por uma questão de sobrevivência e, mais ainda, de qualidade de vida.

É muito importante lembrar sempre que só podemos ajudar verdadeiramente alguém quando nós estamos bem e com boa energia e forças para tal. A melhor forma de ajudarmos uma pessoa a subir é estar em um patamar mais alto, de onde podemos puxá-la para cima. Portanto, é preciso cuidar antes de nós mesmos – e isso muitas vezes exige que digamos alguns "*nãos*". Certamente, você já passou por situações em que um simples *não* teria mudado a sua vida, ou, pelo menos, teria causado menos sofrimento, menos prejuízo e angústia. Agora, depois de termos conversado tanto sobre isso, acredito que você já tenha uma boa noção da importância de saber quando e como dizer *sim* ou *não*.

A ideia mais transformadora que temos de ter em mente é: o importante é ter respeito por si mesmo. Aprenda a gostar de si mesmo antes de gostar dos outros. Ou, ainda, como costumo dizer, assuma uma postura do tipo "não sou egoísta, mas primeiro eu".

Pratique dizer *não* na hora certa, levando em conta as implicações e as consequências da falta de um *não* que precise ser dado. Somente assim você se dará a chance de se respeitar e se valorizar mais e, assim, ser mais feliz.

Comece agora mesmo, ou na próxima vez que alguém lhe pedir algo. Coloque em cena todo o seu poder de decidir a seu próprio favor. Você já está preparado para essa jornada, onde assumirá o protagonismo de suas decisões e se preparará para dizer tantos *"nãos"* quantos forem necessários para valorizar mais a sua vida. Está na hora de virar o jogo e de realizar todos aqueles sonhos que você já postergou por tanto tempo. Já passou da hora de você se colocar em primeiro lugar na sua vida.

Lembre-se que seu valor não está naquilo que você tem ou no que você faz, mas, sim, naquilo que você é, naquilo que você representa, nos seus valores e no amor que você demonstra. Você só poderá ser você mesmo quando parar de tentar provar alguma coisa para o outro.

O mais importante de tudo é você ter sempre em mente a seguinte certeza: quando não dizermos os *"nãos"* que precisam ser ditos, colocamos os outros em primeiro lugar em nossas vidas. Damos aos outros o que não temos para nós, fazemos para os outros o que nunca permitimos a nós mesmos.

"LEMBRE-SE: VOCÊ É MAIS IMPORTANTE. ANTES DE GOSTAR DE ALGUÉM, GOSTE PRIMEIRAMENTE DE VOCÊ. NÃO POR EGOÍSMO, MAS PORQUE ISSO É MAIS SAUDÁVEL PARA AMBOS."

GISLENE ERBS

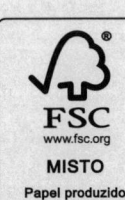